COCINA SALUDABLE Y SABROSA
PARA NIÑOS
Autor: Adolfo Pérez Agustí

Edita: Ediciones Masters
MADRID (Spain)

www.edicionesmasters.com
edicionesmasters@gmail.com

Justificación:

En este libro el lector encontrará algo más que simples y sabrosas recetas, pues junto con las explicaciones para la preparación de platos populares se han incluido numerosos apartados de cultura culinaria. Gracias a esta mezcla sabrá con certeza qué cantidad de nutrientes contienen los principales alimentos (vitaminas, minerales, etc.), así como sus propiedades para mejorar la salud, pues ya sabemos que ésta se fragua en la boca. Desde ahora, y gracias a estos consejos, podrá elaborar los menús de los más pequeños teniendo en cuenta sus necesidades orgánicas, al mismo tiempo que podrá elaborar recetas sencillas, cuyo resultado es un sabor exquisito que nadie rechazará.

ÍNDICE

Puré de pera y espinacas (menos de 10 meses)
Puré con pollo y aguacate
Puré de patatas
Puré de res con verduras (de 4 a 6 meses)
Puré de zanahorias
Sopa de espinacas (a partir de 15 meses)
Sopa de lentejas
Sopa de picadillo
Sopa de pollo, maíz dulce y arroz
Sopa de trigo con leche
Sopa de verduras
Arroz con cabello de ángel
Arroz especial
Arroz con champiñones
Arroz con pollo
Arroz con pollo y salchichas
Arroz sustancioso
Espaguetis con queso
Espaguetis boloñesa
Pasta para bebés
Pasta con salmón fresco
Huevos al nido
Huevos camuflados
Huevos con guisantes
Nidos de patata
Tortilla de espinacas
Tortilla francesa con maicena
Tortilla de salmón
Pollo cremoso con brócoli
Pollo con manzanas
Pollo rebozado
Pollo con verduras

Filetitos de pollo
Fiambre de pescado
Filetes de gallo con salsa holandesa
Lenguado empanado
Lenguados a la crema de leche
Lenguados gratinados
Lenguado al horno
Budín de merluza
Filetes de merluza al horno
Palitos de pescado
Pudín de pescado
Bistec a la plancha
Bolitas sorpresa
Cordero con verduras
Chuletas de cordero empanadas
Chuletas villarroi
Chuletas de ternera a la parrilla
Fiambre de ternera
Filetes de hígado con espinacas
Lomo con manzanas
Ternera con piñones
Anillo de chocolate al yogur
Arroz con manzanas
Arroz con leche
Arroz con leche de chocolate
Bolitas de chocolate
Batido de plátano con yogur
Buñuelos de banana
Combinado de frutas
Crema ideal
Delicias de plátanos
Flan de coco flan de plátano

Galletas de pasas
Gelatina de yogur
Helado de aguacate
Helado de almendras
Leche frita
Negrito
Panecillos "irresistibles"
Papilla variada hipervitamínica
Pastel de comida de ángeles
Pastel de compota de frutas
Pastel de plátano
Plátano y cerezas al pomelo
Postre de sémola
Requesón con frutas
Tarta dos gustos
Tarta de manzanas
Croquetas de huevo y atún
Croquetas de jamón
Ensalada de vegetales y embutidos
Hamburguesas con ketchup
Minutas sabrosas
Palitos de queso
Pastel de bacón y queso
Pastel de espinacas
Patatas rellenas al horno
Pizza fácil
Pizza de mozzarella
Salchichas rellenas de queso

IMPORTANCIA DE LA ALIMENTACIÓN EN EL DESARROLLO DE LOS NIÑOS

A simple vista hay que pensar que la nutrición afecta sensiblemente al crecimiento de los niños, pero el problema es saber cuál es el tipo de alimentación más adecuado para su desarrollo. No podemos tomar referencias exactas sobre otros grupos de niños, ya que aun en épocas de guerra han existido niños que han crecido normalmente y otros que no, incluso con una alimentación similar. Lo que sin embargo es cierto es que la estatura de los niños que se han criado en años de penuria económica suele ser menor que cuando la abundancia lleva varios años instaurada.

Se piensa que cuando la ingesta de alimentos es insuficiente se altera también su absorción intestinal, lo mismo que las funciones hepáticas, renales y cardiorespiratorias, aunque otras teorías hablan de que precisamente cuando el cuerpo no recibe todos los nutrientes adecuados se vuelve tacaño, apenas excreta sustancias de interés y el metabolismo se ralentiza al máximo para no quemar calorías innecesariamente. Ello explicaría el porqué muchos niños siguen creciendo correctamente a pesar de que, en teoría, no reciben los alimentos necesarios.

Tampoco hay que olvidar que en materia de nutrición correcta las opiniones son muy dispares y es muy difícil asegurar qué es lo que se debe comer y lo que hay que apartar. Si repasamos las opiniones y tendencias de hace solamente 30 años, veremos que los especialistas recomendaban especialmente los alimentos cárnicos y no tenían en cuenta las virtudes de los pescados azules, hasta el punto de llegar a prohibirlos en muchas enfermedades. Las mismas tablas de proporción de alimentos, 55% de carbohidratos, 15% de proteínas y 30% de grasas, que siguen hoy día presentes, se consideran por muchos nutrólogos como erróneas, insistiendo en que la proporción de carbohidratos debería ser mayor, al ser el aporte calórico más esencial que el de los elementos de reserva. Por esto es posible que en épocas de una supuesta desnutrición infantil haya grupos de niños que se han desarrollado perfectamente, mientras que aquellos que parecían suficientemente alimentados quedaban finalmente con una estatura inferior.

Pero ¿qué ocurre cuando la alimentación es excesiva, al menos en cuanto a cantidad? Siguiendo con las conclusiones anteriores podríamos creer que esos niños deberían ser mucho más altos, siempre y cuando esa alimentación no fuera monótona. Lo que ocurre entonces es que, efectivamente, esos niños hipernutridos tienen un crecimiento inicial más acelerado, pero con el paso de los años ese crecimiento en altura se estabiliza y al llegar a la madurez suelen ser ligeramente más bajos que sus compañeros de referencia. Es como si el cuerpo no pudiera crecer en ambos sentidos, alto y ancho, al mismo tiempo.

Los estudios nos hablan de la influencia de la desnutrición en la producción de la hormona del crecimiento, y pudiera ser que el organismo, ante la carencia de nutrientes esenciales, dejara de segregar la adecuada cantidad de hormona con el fin de mantener, al menos, la salud general. De una manera simplista podríamos decir que renuncia al crecimiento para asegurarse que los pocos nutrientes que recibe puedan ser suficientes en un cuerpo más pequeño. Este mismo efecto aparece cuando el niño padece enfermedades digestivas, hepáticas, renales o cardiacas, pero ahora no es que se deje de segregar la hormona del crecimiento (quizá necesaria para otras funciones vitales), sino que se segregan las sustancias inhibidoras de la actividad hormonal. De esta manera, el niño recibiría su dosis hormonal correcta, pero el crecimiento se detendría hasta que la salud se restablezca.

En un estado importante de desnutrición, especialmente de proteínas, se produce una disminución del crecimiento aun cuando exista suficiente cantidad de hormona GH (hormona del crecimiento), quizá porque el bloqueo está ligado a otro problema. Afortunadamente, el proceso es muy reversible y una alimentación correcta es capaz de volver las cosas al mismo sitio, siempre y cuando el crecimiento no haya finalizado. Esto es lo que ocurre cuando una joven afectada de anorexia nerviosa es tratada médicamente con la hormona del crecimiento (GH), la cual se emplea no para estimularle el crecimiento, cosa que ya es imposible, sino para una ganancia de peso muscular importante.

Otro dato que confirma lo sabia que es la naturaleza cuando la nutrición no es adecuada, es que aunque se administra hormona del crecimiento a un niño desnutrido no se produce ningún aumento de la estatura, pues lo más importante es la nutrición, y un aumento de la talla perjudicaría en ese momento el balance general. Cuando el niño se alimente correctamente la estatura volverá a aumentar. En este aspecto hay que señalar que en casos crónicos de desnutrición es más importante suministrar proteínas que otros alimentos, ya que la labor reparadora es esencial para la salud.

Lo mismo ocurre después de un ayuno prolongado, voluntario o forzado, pues una vez finalizado es más importante administrar proteínas y líquidos que cualquier otro nutriente. Haciéndolo así los niños afectados verán incrementado rápidamente el crecimiento detenido hasta entonces. Si la alimentación fuera rica en carbohidratos o grasas, la hormona del crecimiento seguiría inactiva.

En resumen:

- Los mejores resultados en cuanto al crecimiento se refiere, se logran cuando esta anomalía está causada por una deficiente nutrición. Una vez que se mejora la alimentación hay un gran incremento de la estatura.
- Los alimentos refinados, cereales y azúcar, son uno de los causantes más importantes de carencias nutritivas, especialmente de minerales y vitaminas.
- En el mundo occidental el desempleo de los padres está provocando las mismas enfermedades carenciales que en épocas pasadas.
- Un mal conocimiento de lo que es la nutrición lleva con frecuencia a estados carenciales en familias con un buen nivel económico. Los alimentos más caros suelen ser, con frecuencia, los menos recomendables en cuanto a nutrientes se refiere.

- Las dietas de adelgazamiento hacen mucho más daño a los niños que la propia obesidad. Un niño nunca debería someterse a una dieta restrictiva, ni siquiera de calorías.

TRASTORNOS PRODUCIDOS POR LA MALA NUTRICIÓN

- Aunque cuando existe una mala nutrición aumenta la producción de la hormona del crecimiento, lo cierto es que el organismo no puede aprovecharla y el hígado puede ser el responsable de ello.
- Se produce una disminución de la insulina y las hormonas tiroideas.
- Hay un aumento en el catabolismo de las grasas de reserva y una mayor utilización como fuente de energía.
- Se deteriora la síntesis de las proteínas y con ello el volumen muscular.
- Disminuye el metabolismo y por tanto el gasto energético. Este es un mecanismo de defensa del organismo para quemar menos calorías.
- Aumentan las hormonas corticales y el estrés.
- Hay una fuerte retención del sodio y el agua, lo que ocasiona edemas.

Recomendaciones nutritivas con relación a la edad

Niño de 1 año
10 kilos de peso y 80 cm de estatura: necesita 15 gramos de proteínas, 40 miligramos de vitamina C, 0,7 de B-1, 0,6 de B-2, 700 de calcio, 600 de fósforo y 10 de hierro.

Niño de 6 años
20 kilos de peso y 115 cm de altura: necesita 25 gramos de proteínas, 45 miligramos de vitamina C, 0,9 de B-1, 1,1 de B-2, 800 de calcio, 800 de fósforo y 10 de hierro.

Niño de 10 años

28 kilos de peso y 132 cm de altura: necesita 28 gramos de proteínas, 45 miligramos de vitamina C, 1 mg de B-1, 1,2 de B-2, 800 de calcio, 800 de fósforo y 10 de hierro.

SU PRIMERA PAPILLA

La primera papilla salada en la alimentación de vuestro bebé deberá ser introducida a partir de los 5 meses. Lo mejor es empezar con las verduras con pollo, ya que es una carne tierna y muy digestiva, para seguir con la carne, el pescado y por último el huevo.

Ingredientes básicos para un puré de verduras:

50 g de patatas
40 g de zanahorias
40 g de judías verdes
10 g de aceite de oliva

Se pone a hervir todo junto, introduciendo además, 100 g de pollo; ó 100 g de ternera; ó 100 g de pescado; ó 75 g de huevo duro dependiendo del tipo de puré que toque cada día, hasta la cocción completa. Una vez finalizada la cocción, se añade un poco de sal y se pasa por el pasapurés que deja menos residuos que la batidora.

Cada ración de este preparado aporta los siguientes nutrientes: 23 g de proteínas, 14 g de grasa, 15 g de hidratos de carbono, 3 g de fibra.

Las verduras aportan fibra vegetal, minerales y oligoelementos. Este aporte de fibra se puede aumentar añadiendo la cantidad de 90 g de judías verdes.

El pollo es mejor utilizarlo sin piel, pues de esta forma es más fácil de triturar o de masticar, y en cuanto a la ternera hay que utilizar un trozo de carne entera, sin grasa y trocearla después, ya que corre menos riesgo de contaminación que la carne picada. El pescado, por la rapidez con que se estropea, es conveniente utilizarlo el mismo día de la compra, aunque también se puede utilizar pescado congelado de igual calidad nutricional.

El huevo, último producto utilizado en el puré de los bebés, sólo es recomendable una o dos veces por semana.

INFORMACIÓN SOBRE LOS "POTITOS" INFANTILES

Los potitos infantiles son un buen complemento nutricional para el lactante, y una ayuda para padres y madres por la rapidez y comodidad que suponen.

La leche como alimento único a partir de los seis meses ya no proporciona la energía y nutrientes que precisa el lactante a partir de esta edad, y además, como sus funciones digestivas han madurado, se deben incluir nuevos alimentos en su dieta, siguiendo unas normas regladas. No está justificado introducir nuevos alimentos antes de los cuatro meses, aunque tampoco es aconsejable hacerlo más allá de los seis, porque la falta de diversificación es motivo frecuente de anorexia (pérdida de apetito), a la vez que se desaprovecha una época muy válida para la educación del gusto y el conocimiento de los alimentos básicos que permitirán al bebé adaptarse a una alimentación equilibrada, variada y suficiente.

La forma habitual de introducir la alimentación complementaria a la leche es ir sustituyendo, de una en una, las tomas de leche que recibe el lactante por los distintos componentes de la alimentación complementaria (papilla de cereales, puré de fruta, puré de verdura…). Esto hay que hacerlo de forma paulatina, con intervalo suficiente para que el niño vaya aceptando los nuevos alimentos, probando la tolerancia del niño a los mismos antes de introducir uno nuevo, y dando tiempo a que su organismo se adapte. Es muy importante en este periodo permitir que la cantidad de alimento pueda variar de un día a otro y de una semana a otra, según el apetito del niño.

Por diversas circunstancias, en determinados momentos se recurre a alimentar al bebé con alimentos infantiles homogeneizados, más conocidos por el nombre común de "potitos infantiles". Se trata de alimentos a base de hortalizas, frutas, carnes, pescados, lácteos o mezcla de los mismos, cuya finalidad exclusiva es establecer un régimen alimenticio infantil. La composición nutritiva y normas de calidad, producción y elaboración de estos productos quedan recogidas en la Directiva 96/5/CEE, que exige que se deben elaborar siguiendo unas normas estrictas de control de calidad y con un adecuado valor nutritivo, y cuyos ingredientes, composición (proteínas, sodio y densidad energética) y normas de manipulación, deben figurar en la etiqueta.

Los alimentos infantiles homogeneizados están fabricados con ingredientes cuya adecuación ha sido determinada mediante datos científicos aceptados. Constituyen una alimentación complementaria a la lactancia, a partir del cuarto o sexto mes del niño, y sirven para completar el aporte de energía y nutrientes del bebé. Además, ayudan a que descubra nuevos sabores y aprenda a masticar y tragar.

Tarritos de frutas:

Están elaborados a base de frutas variadas (melocotón, manzana y plátano, u otras como albaricoque, naranja o piña), enriquecidos o no con vitaminas. A estas frutas se les añade agua o zumo y además pueden incluir galletas, cereales y azúcar que indicarán en la etiqueta. Evitan la existencia de conservantes o pesticidas para ofrecer un producto de primera calidad, existiendo una gama apta para dietas blandas en casos de diarrea, los cuales están elaborados a base de manzana y plátano.

Tarritos con verduras, carnes o pescados:

Son menús elaborados con una variedad de verduras a las que se añade carne o pescado de diferente naturaleza. Algunas marcas utilizan para su elaboración aceite de oliva, y todos tienen un contenido de sal mínimo. Se presentan ya cocinados y listos para su uso previo calentamiento.

Características nutritivas

Algunas características relativas a la composición de este grupo de alimentos, recogidas en la Directiva 96/5/CEE son:

- El contenido en proteínas varía en función de los ingredientes que tenga el producto. En cualquier caso, no deberá ser nunca inferior a 3 gramos/100 Kcal. Si las proteínas son únicamente de origen lácteo (leche, queso), el contenido en este nutriente será como mínimo de 2,2 g/100 Kcal.

- Si la carne o el queso son los únicos ingredientes mencionados o aparecen en primer lugar en el etiquetado, la cantidad total de grasa en el producto será como máximo de 6 g/100 Kcal. Para el resto de productos, la cantidad de grasa en el producto será como máximo 4,5 g/100 Kcal.

- El contenido final de sodio en el producto no debe superar los 200 mg/100 Kcal. Sin embargo, cuando el único ingrediente mencionado en el etiquetado es el queso, el contenido final de sodio en el producto no será superior a 300 mg/100 Kcal.

- Los preparados para lactantes a base de frutas, los postres o las cremas, no pueden llevar sal añadida.

- En los zumos de frutas, los néctares o los jugos de verdura, el contenido de vitamina C debe superar los 25 mg/100 Kcal.

- No se puede añadir vitamina A en los alimentos infantiles, excepto a los jugos de verduras, ni se puede añadir vitamina D a ningún alimento infantil.

Menús infantiles

Son preparados de verduras, pasta, carnes o pescados parcialmente triturados que contribuyen al desarrollo del proceso de masticación del niño.

Todos estos productos se presentan ya cocinados y listos para su uso, previo calentamiento, lo cual es estupendo, pues facilita una gran tarea como es la preparación diaria de purés. Sin embargo, su sabor dista mucho de aquel que se consigue haciéndolo en casa, por lo que yo les recomendaría probarlos antes y si les gusta, dénselos entonces a los niños.

Para quienes sigan prefiriendo una alimentación más tradicional, después les sugiero algunas formas que les ayudarán a introducir nuevos alimentos en la alimentación de los niños.

Etiquetado

Es una norma obligatoria que en la etiqueta se indique claramente la edad apropiada para el consumo, la recomendación de consumo es inmediato una vez abierto el envase, la lista de ingredientes por orden decreciente, la cantidad de azúcar añadido y si contiene o no gluten.

Los potitos infantiles cumplen su función, porque facilitan la administración rápida y cómoda de alimentos, con la ventaja de que mantienen una composición nutritiva constante, difícil de conseguir si se elaboran particularmente. Sin embargo, a pesar de la diversidad de ingredientes utilizados en su elaboración, nunca alcanzarán la variedad que se puede conseguir elaborando en casa purés que combinen diferentes verduras solas o con carne, pescado u otros ingredientes proteicos añadidos (ternera con espinacas, zanahoria y patata; merluza con acelga y patata...), pudiendo diversificar al máximo la dieta y el gusto del bebé.

Respecto al estado higiénico-sanitario de los tarritos infantiles, una reconocida empresa realizó análisis de laboratorio de tres potitos de frutas variadas y otros tres de carne con verduras de unas marcas comerciales concretas y todas las muestras se hallaban en buen estado higiénico-sanitario. Además, los análisis revelaron que este tipo de productos cuentan en general con los nutrientes que prometen y cumplen con la legislación establecida al respecto.

CÓMO INTRODUCIR LOS NUEVOS ALIMENTOS

Los purés de verduras

Por todos es sabida la importancia de las verduras dentro de nuestra alimentación, y es por ello quizá, por lo que las madres tenemos el empeño de que nuestros hijos coman esos tan apetecibles (para nosotras) purés de verduras. Sin embargo, no te inquietes ante la posibilidad de rechazo de tu hijo al menú preparado, ni tampoco pienses que por el simple hecho de que le digas lo rico que está lo comerá sin más. Probablemente desde ahora tendrás que respetar sus gustos, en la seguridad de que no van a coincidir con los tuyos. Eso se llama personalidad y es una buena señal.

No obstante, eso no ha de impedir que tú intentes que vaya probando nuevos ingredientes, sabores, texturas, aunque sobre todo y más importante para los niños, son los colores. Un adulto ya conoce el sabor y la textura de un alimento con sólo verlo, pero el niño es más sensible al color de su comida que a esas otras características que todavía no conoce, por lo que hemos de presentárselo de forma que él mismo quiera descubrirlas. También es muy receptivo a la forma, por lo que un mismo alimento presentado de diferentes modos, será mejor o peor aceptado.

Una de las causas por las cuales los niños rechazan las verduras, es por haberle introducido en su alimentación los "potitos" antes de que su paladar se haya modificado. Si analizamos un potito encontraremos calabaza, calabacín, habas tiernas, guisantes, judías verdes, remolacha, brécol, nabo, coliflor, puerro, tomate, cebollino, alimentos que en principio no le atraen demasiado. Pero este recuerdo peyorativo podemos lograr que lo olvide presentándole las verduras cuando ya sea el momento y la edad, escogiendo aquellas de temporada, bien lavadas y peladas para que no haya exceso de celulosa, cocidas con suficiente sal y bien trituradas con un pasapurés, dejando la batidora para más adelante cuando necesite otras texturas.

Cuando admita una alimentación más sólida podremos pasar a la presentación de las verduras al vapor, la forma más saludable de ingerirlas, ya que así se obtiene una mayor conservación de sus principios elementales, vitaminas, minerales y, por supuesto no menos importante, su sabor, color y textura. De esta forma, las verduras quedan tiernas pero enteras y pronto tendrás la satisfacción de ver como tu pequeño gourmet se inclina por probar cosas con mayor solidez.

Si en vez de utilizar el método del vapor te inclinas por la cocción tradicional, mejor que lo hagas con poca agua y en olla a presión, ya que las verduras por sí solas contienen suficiente agua. Concluida la cocción déjalas escurrir bien y alíñalas con una cucharada de aceite de oliva, para triturarlas según la textura deseada. Este plato preparado en cantidad puede racionarse y guardarse en la nevera durante 48 horas en tarros de cristal (puedes utilizar los mismos de los potitos una vez esterilizados), lo que te permitirá guardar justamente la cantidad de comida necesaria.

Huevos, Carnes y Pescados

Las proteínas animales están en la cúspide de la pirámide alimentaria, sin embargo, tienen una escasa gama de sabores, aunque una amplitud de texturas. Cuanto más pura es la proteína más insípido es el alimento, y esto lo encontramos en la clara de huevo, albúmina en estado puro que, dejada al aire, cristaliza pero queda totalmente insípida. Esta parte del huevo podemos empezar a dársela al niño hacia los seis meses, pero siempre retirando la yema para que su lecitina no influya en su producción biliar, y siempre pasada por agua, nunca cruda. La yema podremos incluirla a partir de los ocho meses, primero en forma de tortilla y poco después revueltos, para irle así adaptando a las diferentes texturas.

Recetas

Los primeros pescados que habitualmente damos a nuestros pequeños son los blancos, bien limpios de espina, entre los cuales destacan la merluza y el gallo, ambos cocidos durante quince minutos en un poco de agua con una patata, un poquito de sal, y una hoja de laurel. Una vez cocido se pasa por la batidora, asegurándonos de que no quede ninguna espina.

Con menús similares a este y casi sin darnos cuenta, le tendremos al cumplir el año comiendo pescados azules como el bonito, o la palometa, ambos bajos en grasa y, por tanto, bien tolerados. Otros pescados que podemos añadir son los lomos de trucha, el bonito de lata bien escurrido, el gallo rebozado en harina, o los simples boquerones fritos. Todos estos platos son ideales para que el niño vaya adaptándose a comer en familia.

Quizá una precaución a tener en cuenta, y que hay que mencionar, es lo importante que supone no sobrecargar los alimentos con picantes, dado que los pequeños tienen un especial paladar para apreciar los sabores y las texturas suaves.

A partir de los 6 ó 7 meses es el momento de introducir el pollo en la alimentación, comenzando por la pechuga de éste, pues simplemente hervida resulta muy digestiva, aunque algo insípida. Para solucionar esto, siempre podemos recurrir a cocerla junto con algunas verduras que le darán más sabor.

Receta

Desde los 8 meses podemos utilizar la ternera bien triturada, con alguna receta tan sabrosa como apropiada. Esta pudiera ser: en la olla exprés se ponen dos cucharadas de aceite, y en él se sofríe media cebolla bien picada. Cuando está frita se le añade la pulpa de tres tomates y posteriormente se le agregan ¼ de zanahorias peladas y en rodajas finas y ½ kg de carne troceada. Se rehoga todo, se añade una hoja de laurel, un vaso de agua, se tapa la olla y se dejar cocer ¾ de hora. Se dejar enfriar la olla y se tritura bien.

A partir del año puede iniciarse en el cordero, y por último el cerdo para el que debemos esperar hasta los 14 ó 16 meses.

Fiambres, Quesos y Mantequillas

Cuando cumple los 7 meses, es el momento de empezar a preparar esos platos que no requieren más que abrir el frigorífico, coger dos lonchas de jamón cocido y trocearlos finamente con una tijera. Utilizar la variedad menos salada posible, pues algunos resultan especialmente sabrosos y seguro que le gustará. Si no fuera así porque su paladar todavía está acostumbrado a suaves leches y papillas, puedes homogenizarlo con el puré de patatas para dar más sabor al puré e ir cambiando su paladar. Una vez conseguido esto, podemos seguir con la amplia variedad de fiambres de que disponemos hoy, como son los de pollo, pavo, perdiz...

Desde los ocho meses, podemos comenzar a utilizar los quesos tiernos de ovejas, los vacunos o los cremosos quesos franceses, los cuales serán un manjar para ellos, además de un juego si se los cortamos en divertidas formas de círculos, cuadrados o estrellas. Otro lácteo a incluir es la mantequilla, que aunque en pequeña cantidad, puede sustituir al aceite en un apetitoso puré, untado sobre una loncha de pan de molde o sobre su galleta preferida.

Frutas, Zumos y Postres

Estos productos son válidos a partir del tercer mes, y al principio pueden mezclarse con las papillas de cereales que ya estará tomando, de forma que se le vayan introduciendo los sabores poco a poco. Una manzana cocida y triturada, mezclada con el zumo de una naranja, para seguir con la pera y el plátano, siempre en las proporciones adecuadas, puede ser una secuencia adecuada para iniciarles en las frutas. El aguacate maduro, dulce y alimenticio; el kiwi, rico en vitamina C; el refrescante melón y la sandia; son más apropiados a partir

27

de los seis meses; lo mismo sucede con la papaya o los higos. Sin embargo, la papilla de fruta sigue siendo el postre por excelencia.

Los gajos de mandarina o las uvas peladas, de colores alegres, pueden ser un gran aliciente incluso para los ojos, pero cuidado en elegir una variedad garantizada sin semillas. También es importante saber que el melocotón y albaricoque en trocitos muy pequeños, enseñan a masticar sin peligro.

Con frecuencia puede ocurrir que a los niños no les guste la fruta fresca, pero podemos intentar solucionarlo añadiéndola al yogur natural o dársela en zumo, siendo especialmente adecuados para calmar la sed y para que tomen vitaminas. Hacia los dos años suelen encontrar divertido tomar los zumos con pajita, dato que debemos aprovechar cada vez que queramos administrar un zumo nuevo.

No debemos utilizar la fruta siempre como un postre, pues para los pequeños puede ser un aperitivo o incluso el plato principal, ya que no tiene más alimento un puré de zanahoria que uno de manzana. El postre no debe convertirse en un chantaje, pero sí puede ser un merecido premio, por lo que escatimar chocolates, natas, flanes, natillas y arroz con leche no creará un niño más sano, sino más infeliz. Las tartas o bollería en general son más preocupantes, ya que las caries y la obesidad son sus mejores aliados, pero tampoco han de estar prohibidas en su totalidad. Si al niño le gustan mucho, siempre podemos satisfacerle con una tarta casera a base de productos integrales.

Pastas y Legumbres

La mejor comida para un niño pequeño que empieza a compartir la mesa con el resto de la familia, es la misma que come el resto de la familia. Esto parece fácil con los purés de verduras, y no ha de ser menos fácil con las legumbres. La primera que debe aparecer en su alimentación es la lenteja, al principio triturada, para poco después introducir los garbanzos que le ayuden a ejercitar su dentadura, su destreza manual y los nuevos sabores y texturas. Suelen tener fama de poco digestivos, pero puestos en remojo durante ocho horas y bien cocidos con suficientes cominos, no deben dar ningún miedo. Por último llegan las judías, que igualmente bien cocidas no debería dar ningún problema, siempre que no se le añadan grasas de chorizo o tocino poco indicadas en la dieta de un niño. Blancas o pintas, con verduras, o con pescados bien hechas, no le impedirán masticar, aunque su dentición se retrase. No olvidemos que estamos hablando de niños a partir de los 20 meses.

Otra gran rama de la semilla vegetal, como fuente de alimento y sabor para los más pequeños, es el arroz. El arroz blanco, con legumbres, con verduras, con pescados, con pollo...son platos que suelen gustar a la mayoría de los niños. El arroz debe quedar en su punto, ni duro, que les cueste masticarlo, ni pasado, porque ni les va a ayudar ni estará bueno, pues no sólo se trata de nutrirles, también les estamos educando en gusto y sensibilidad por la comida bien hecha, que es la más saludable y la que mejor les trasmite el cariño que les tenemos.

Para empezar, la mejor forma es hacer una buena pasta, cociéndola en abundante agua con sal hasta que esté "al dente". En ese momento se escurre y se mezcla con la salsa que más les guste, que suele ser la de tomate. Y dado que todavía están en la edad de tomar leche como alimento principal, qué mejor que prepararles un dulce de arroz con leche.

Aunque no de mucho uso en la península, el maíz integral es rico en gluten y ya es fácil encontrarlo enlatado, tierno, jugoso y alimenticio, lo que nos permite tenerlo a mano para añadir a otros platos. El trigo en grano ha desaparecido de nuestra cocina tradicional, sin embargo, en forma de harina es de las más utilizadas, primero en papillas y luego en las múltiples variedades en las que se le puede presentar la pasta.

Los espaguetis y macarrones quizá entren tarde en la dieta del pequeñuelo/a, pero esto no es debido a una hipotética dificultad en su deglución/digestión, sino a que nos frena -a los adultos- la impresión de que es necesaria una cierta habilidad para manejar tan resbaladiza sustancia; cierto, pero erróneo. Si le damos, por ejemplo, unos macarrones o unos ravioli con cuchara/tenedor a un niño juguetón, es más que probable que buena parte de ellos acaben, junto con nuestros nervios, por los suelos. Pero al aprendiz de adulto -entre otras cosas- le entusiasmará la idea de comerse "eso" por sí mismo, con sus deditos, y una total ausencia de respeto por la pulcritud.

La pasta tiene numerosas ventajas, pues es asequible, puede comerse fría, se mastica fácil y es un buen estímulo para empezar a hacerlo si no había costumbre aún. Además, si se traga entera no ofrece peligro y la podemos acompañar de una interminable fuente de sabores adicionales: sus salsas.

Los fussili (espirales o "tornillos"), más aún si son de colorines, son para un niño que ejercita sus primeras destrezas en la mesa una oportunidad maravillosa de comer y jugar uno de sus deportes preferidos, más aún si están bien "pringados" en salsa de tomate, cremas, bechameles, foie-gras, natas, quesos, mayonesas, etc. Los ravioli son maravillosos mini-bocadillos suaves y rellenos de algo que empieza a gustarle: la carne, mientras que los espaguetis o las cintas (cortados con tijeras) son divertidos gusanitos que se cogen a puñados.

El mercado, que conoce bien su potencial clientela, nos obsequia hoy con pasta teñida y recortada con formas donde aún los más pequeños empiezan a reconocer los símbolos del consumo (nuestras madres -y abuelas- siempre supieron que la mejor forma de que los niños/as coman sopa es hacerla de letras).

HÁBITOS PARA LAS COMIDAS DEL NIÑO

No todos tenemos la fortuna de tener un niño que "coma de todo", por el contrario, la mayoría de nosotros nos hemos enfrentado a la ardua tarea de dar de comer a un niño inapetente o reacio a probar nada nuevo. Aún a sabiendas de la difícil labor que supone introducir a un niño de estas características en los hábitos alimenticios del resto de la familia, he aquí una serie de normar que pueden ayudaros a conseguirlo:

❑   Aprovecha una fecha decisiva para explicarle que ya no es un bebé, que ha partir de ese día algo ha cambiado. ¿Su próximo *cumple* quizá? ¿El comienzo del curso escolar? Dile que cada vez es mayor y que los niños mayores comen de todo; que hasta ese momento tú le has tratado como un niño pequeño pero que eso debe cambiar a partir de esa fecha determinada. Muéstrate muy seguro/a en tus explicaciones.

❑   Lo más importante es que a partir de ese día señalado, haya un cambio total de actitud por tu parte. Ese cambio debe ser definitivo, no deben haber ningún tipo de excepciones (Si dentro de un mes te saltas las normas, lo que hayas ganado no valdrá para nada).

❑   Comer en familia abre el apetito, por lo que será bueno que le sentéis a vuestra mesa siempre que sea posible.

❑ Establece unos horarios fijos para las 4 comidas del día.

❑ No te excedas en las raciones y procura darle las apropiadas a su edad y actividad para cada una de las comidas.

❑ Una merienda no debe ser más abundante de lo debido, mucho menos para compensar una mala comida anterior.

❑ Prepárale las cosas de la forma que más apetecibles puedan parecerle (no ponérselo muy difícil de entrada), pero principalmente prepárale lo que tu consideres más equilibrado. Es aconsejable realizar una tabla de menús para la semana.

❑ Sírvele en un plato la ración que le corresponda. Ni más ni menos.

❑ En cuanto sea capaz dejarlo solo con la comida; tú, aunque prestándole atención, harás como que no lo ves.

❑ Dale el tiempo suficiente para comer, que puede ser entre 45' ó 1 hora. Pasado ese tiempo, retírale el plato y a jugar. Si no ha tocado la comida muéstrate indiferente y no caigas en la tentación de darle aquello que le gusta. Sólo explícale que lo guardas para otro momento porque no se puede tirar la comida.

❑　　　Es muy importante que no te muestres enfadada para que no crea que es un castigo, pero tampoco debes aceptar ningún tipo de negociación ni chantaje emocional. Explícale que simplemente es así, que en realidad es una norma para todos los niños del mundo cuando se hacen mayores.

❑　　　Según vayas consiguiendo que coma lo que más le apetece, le vas introduciendo cosas nuevas paulatinamente pero siempre con las mismas normas.

Si dejas el niño al cuidado de otra persona deberá cumplir las mismas normas, **de nada servirá este esfuerzo sino es compartido por todas las personas que tenga a su alrededor.**

COMPOSICIÓN DE LOS ALIMENTOS MÁS UTILIZADOS EN LOS NIÑOS

Y una vez conocida la importancia que tienen los alimentos que nuestros hijos ingieren, tanto para su desarrollo físico como intelectual, es imprescindible que conozcamos la composición de los productos más utilizados en la elaboración de los menús infantiles.

LA LECHE

En principio hay que considerarla un alimento nutritivo muy completo para los niños pequeños, y convertida en otros preparados como pueden ser los helados, las cremas o los quesos, es una forma muy aceptable de seguir gozando de la gran cantidad de nutrientes que contiene.

La naturaleza nos indica siempre de manera sencilla cuál es el camino a escoger en materia de alimentación y por ello proporciona leche a las madres, (y a los mamíferos hembras), durante unos meses concretos y se la retira de manera definitiva cuando es necesario. El bebé y también los terneros, necesitan calostro al principio y leche después durante una época de su desarrollo de manera exclusiva. En esos meses es innecesario y hasta perjudicial darles otro tipo de alimento. Solamente si la madre no dispone de la cantidad o de la calidad necesaria, se hace necesario suministrarles una leche adaptada, verdadero nombre de las llamadas "leches maternizadas". Que un niño tome leche de vaca o que un ternero la tome de cabra, son soluciones de emergencia, pero nunca soluciones ideales.

Una vez que el crecimiento del niño se establece, la naturaleza provoca el destete, justo en el momento adecuado. A partir de entonces el niño suele manifestar cierto rechazo a la leche, por lo que podemos sustituirla por yogur y queso, sin olvidar los helados. Mezclada con cereales malteados o chocolate soluble, suele ser también una buena manera para que sigan tomándola.

Composición

La leche de vaca contiene gran cantidad de proteínas, grasas, carbohidratos, calcio, vitamina A y B2; todo ello en unas proporciones muy adecuadas para el ser humano, en especial para el bebé. Carece de las globulinas que contiene la leche de mujer y es demasiado rica en proteínas, pero debidamente modificada se asemeja bastante.

Contiene también 160 mg de calcio por 100 g 91 mg de fósforo y gran cantidad de vitaminas del grupo B y C, las cuales por supuesto se pierden en su mayoría en el procesado imprescindible. Es pues un alimento bastante completo, aunque no excesivamente bien digerido por los adultos en estado natural. Consumida como yogur o queso suele reunir todas las cualidades y casi ninguno de sus inconvenientes.

Ni que decir que la modalidad "descremada" o "semidescremada", no son adecuadas para un niño sano, pues le priva de la grasa que es necesaria para el metabolismo de las vitaminas liposolubles.

Diferentes tipos de leche y sus derivados

Leche cruda

Nos referimos a aquella que tomamos inmediatamente que ordeñamos la vaca. Esto, que en principio nos puede parecer muy saludable, no lo es, ya que el riesgo de coger infecciones es muy alto. Antes de que la leche fuera procesada industrialmente las infecciones que producían tuberculosis y tifus eran frecuentes en todo el mundo. Hay que tener en cuenta que la leche, una vez que sale de la vaca, es un alimento altamente perecedero en el cual se desarrollan con facilidad microorganismos patógenos. La naturaleza elabora la leche para alimento de los terneros y éstos la van a tomar directamente, sin posibilidad de contacto con el exterior. Por eso se hace imprescindible emplear alguno de los diferentes procedimientos de conservación existentes y que describimos a continuación.

Leche hervida

Cuando se vieron los estragos que hacía en la población la leche cruda y se descubrió el desarrollo en ella de bacterias muy patógenas, se procedió a recomendar el hervido como solución más correcta y fácil. Pero el hervido, el cual por cierto nunca se llega a realizar poco más de unos segundos, apenas si es capaz de matar las bacterias poco activas, ya que las otras, incluido el bacilo de la tuberculosis, resisten incluso un hervido prolongado de 15 minutos. Por tanto, al hervirla apenas se comienza a esterilizarla y, sin embargo, ese período corto basta para destruir una gran cantidad de vitaminas. Si a pesar de ello desea dar a sus hijos leche fresca hay que calentarla durante media hora sin que llegue a hervir.

Leche pasteurizada

En este proceso se pierden ya alguna cantidad significativa de vitaminas B-1, B-12 y C, y se altera ligeramente su sabor original. Como ventaja es que se conserva largo tiempo y solamente requiere guardarla en un lugar fresco y oscuro. Una vez abierto el recipiente se puede conservar el resto si se mantienen las precauciones anteriores.

Leche esterilizada

Pierde más vitaminas que la pasteurizada, pero su caducidad es muy larga, varios meses, y no requiere ni siquiera guardarla en frigorífico. Su desventaja es que una vez abierto el envase hay que consumirla en su totalidad o tirarla porque se contamina con rapidez.

Ambas leches, la esterilizada y la pasteurizada, se suelen vender homogeneizadas, esto es, que tiene rotas y disgregadas sus partículas grasas para evitar que se forme nata en la superficie.

Leche en polvo

Apenas es utilizada para el consumo cotidiano por la gran pérdida de vitaminas que sufre en el deshidratado. Es la menos recomendada para los niños, aunque, no obstante, por su fácil conservación es adecuada para viajes y como reserva en época de vacaciones. Una vez preparada con agua hay que consumirla inmediatamente o hervirla prolongadamente si deseamos guardarla unas horas.

Leche condensada

Fue el alimento básico de los niños durante los años 50-70, pero en la actualidad su consumo es muy bajo sin que exista una causa que lo justifique, ya que la mayoría de la gente añade azúcar a la leche, algo que ya contiene la leche condensada en origen. La pérdida vitamínica es similar a la pasteurizada y su conservación es casi ilimitada mientras el envase esté cerrado. Una vez abierto, siempre parcialmente, se puede conservar varios días en nevera, al abrigo de la luz, ya que la gran cantidad de azúcar que contiene hace que sea difícil que se desarrollen bacterias.

Leche evaporada

Muy extendida en ciertos países, no contiene azúcar y tienen la particularidad de contener un 55% menos de agua que la leche fresca. Al tomarla se reconstruye en su justa proporción. Empleada para niños hay que procurar añadir el agua justa, nunca menos, ya que si se toma concentrada es muy indigesta. La caducidad con el envase cerrado es de varios años, y abierto hay que consumirla rápidamente, como si fuera leche esterilizada.

Leches vegetales

La legislación no permite en la actualidad denominar leche a la que no procede de mamíferos, aunque su aspecto sea similar. Las "leches vegetales" comercializadas son la de soja y la de almendras, ambas muy saludables, tan nutritivas como la de vaca y a unos precios asequibles. Se pueden tomar en sustitución de aquella.

Leches descremadas total o parcialmente

Se les extrae la nata que contienen y con ella se fabrica mantequilla o nata. Suelen perder las vitaminas liposolubles y actualmente se enriquecen con ellas, por lo que estamos tomando vitaminas químicas. Son una mala solución para tomar leche y no aportan ningún beneficio adicional. Cuando un niño tiene exceso de colesterol no crea que dándosela descremada soluciona su problema. Mejor es que ingiera más productos vegetales, frutos secos en especial, más aceite de semillas y de oliva, así como pescados azules.

Receta: Dulce de leche

En la olla mezcle la leche con el azúcar y lleve a fuego medio/alto, revolviendo continuamente con la cuchara de madera hasta que el azúcar se disuelva. Retire del fuego. Después, cuele la preparación, lave la olla y vierta nuevamente la mezcla. Lleve a fuego fuerte, 1 hora, revolviendo de vez en cuando con la cuchara de madera. Agregue un poquito de levadura y la vainilla, baje el fuego y cocine, sin dejar de revolver, hasta lograr el punto de consistencia deseado, más o menos entre 15 a 20 min. Retire del fuego y enfríe a temperatura ambiente.

EL YOGUR

Este producto tan utilizado por los niños constituye uno de los primeros alimentos fermentados que se introdujeron masivamente en la alimentación mundial y que sigue gozando de la misma popularidad y aceptación. Mediante la acción de sus bacilos, se desdoblan los carbohidratos de la leche y se produce principalmente ácido láctico, lo que evita que nuestro aparato digestivo tenga que realizar esta acción. Hasta la edad de los cuatro años esta misión puede ser realizada perfectamente por el estómago pero a partir de ahí y de manera especial después de los diez años, la capacidad para digerir la leche disminuye drásticamente. Por este motivo a los niños a partir de esa edad es más aconsejable darles yogur en vez de leche, aunque si el niño la tolera bien no existe mayor problema.

Propiedades

Tomar yogur después de las comidas mejora la digestión de los cereales, de los productos que puedan contener calcio o leche, y disminuye o al menos impide el desarrollo de bacterias patógenas. También impide el desarrollo del cáncer de colon y protege de infecciones urinarias.

FRUTAS CON YOGURT

Ingredientes

1 mango
1 manzana (bien lavada)
1 yogurt sabor manzana
Azúcar moreno.

Preparación

Pelamos el mango quitándole la pulpa. Retiramos el corazón y las pepitas de la manzana.
Se cuecen las frutas a fuego lento con 100 ml de agua añadiéndole un poco de azúcar.
Pasamos la fruta por un colador y la dejamos enfriar
Cuando se le vaya a dar al bebé se añade el yogurt y se remueve bien.

EL QUESO

Existen al menos 400 variedades de quesos reconocidas, casi todas comercializadas, y la mayoría se elaboran de forma similar pues consiguen detener el proceso de deterioro de la leche fresca.
Primero se coagula la leche añadiéndole cuajo o ácido láctico, lo que consigue conservar todas las proteínas, grasas y vitaminas. El resto del líquido, el suero, se separa.
Se prensa la cuajada (en ese momento se le puede añadir sal) para hacer quesos duros se coloca en cámaras frescas para que madure. A partir de este momento se produce una

fermentación bacteriana que le da el sabor característico y si son mohos lo que desarrolla se producen los quesos azules.

Contenido de un queso estándar

Son alimentos concentrados altamente nutritivos y energéticos, conservando así todas las buenas propiedades de la leche, además de una mejor digestibilidad. Si se elaboran con leche entera tienen entre un 30 y un 70% de grasa (la mayoría saturada) y gran cantidad de calcio, fósforo y vitamina A. También conservan la proteína inicial, la caseína, la cual es muy completa en aminoácidos esenciales.

El queso manchego contiene zinc, vitaminas A, D y B12, calcio, fósforo, ácido fólico, 25 gramos de proteínas en 100 gramos. Se elabora con leche de oveja mediante su filtrado, coagulación, desuerado de la cuajada, moldeado, salazón, fermentación y maduración durante 60 días.

Saludables

Indudablemente son un alimento muy completo en nutrientes y salvo los azules o los muy grasos, el resto se digieren con facilidad. Al tratarse de un alimento concentrado hay que tomarlo lentamente, masticarlo bien, y mezclarlo con otros alimentos que no sean grasos, como el pan o las verduras. De hacerlo así, conseguiremos una alimentación muy equilibrada y saludable.

Los quesos suaves, en sus múltiples variedades son los más adecuados para los niños.

LOS HUEVOS

El huevo tiene la ventaja sobre la carne en su gran contenido en nutrientes, incluidas las proteínas de alto valor biológico. Aunque se le culpa del aumento del colesterol y de dañar el hígado, lo cierto es que en una persona sana no tiene ninguna contraindicación y es una forma barata y adecuada de nutrir a los niños. El huevo, además, posee la ventaja de poder emplearse de diferentes maneras, tanto frito, como pasado por agua y duro, constituyendo la base esencial de muchos postres y helados.

Contenido

Un huevo contiene todo lo necesario para el desarrollo de un ser vivo, lo mismo que si fuera una semilla, por tanto, su composición en nutrientes tiene que ser casi perfecta. La yema, por ejemplo, contiene grasas (22,2 g), proteínas (16,0 g), hierro (6,0 mg), calcio (117 mg) y vitaminas A, D y E. La clara no tiene grasa, algo de agua y, sin embargo, es rica en albúmina, una proteína de gran valor biológico. Para final, la menospreciada cáscara contiene gran cantidad de calcio.
Parece obvio que un huevo es un alimento casi completo (carece de vitamina C) y que puede enriquecer cualquier alimento que se mezcle con él. Además, contiene también vitamina B-12 y ácido fólico, dos compuestos esenciales en la dieta.

La mejor manera de consumirlos es pasados por agua o en su defecto cocidos, ya que así conseguimos que no pierdan nutrientes. La modalidad de fritos o en tortilla es, sin embargo, la más extendida, aunque pierde algo su digestibilidad.

La cáscara conviene no tirarla ya que por su riqueza en calcio podemos emplearla para el crecimiento infantil, para la osteoporosis y para dar a embarazadas y mujeres con menopausia. La podemos utilizar, o bien cociendo los huevos enteros en sopas, con lo cual la mayor parte del calcio pasa al agua, o pulverizándola completamente y añadiéndola a algún guiso.

Receta

La **tortilla francesa con maicena** se hace disolviendo la maicena en leche fría. Se mezcla con el huevo batido, la sal y la pimienta, echando en una sartén un poquito de aceite, y cuando está muy caliente se cuaja la tortilla.

EL PAN

Es casi imposible ver a un niño al que no le guste el pan, y en muchas ocasiones nos puede parecer que disfrutan de él como si de un manjar se tratase. Y es que su sabio organismo hace que sientan una gran apetencia por este producto que reúne una serie de cualidades que le hacen ser un alimento de primera categoría.

Diferentes tipos de pan

El **pan blanco** se elabora con harina de trigo refinada, de la cual se ha eliminado el germen y el salvado. Es el menos adecuado para la alimentación, ya que por este refinado pasa a ser un alimento desequilibrado.

El **pan de molde** se elabora también con harina refinada a la que se incorpora mantequilla y fécula de patatas.

El **pan integral** auténtico se elabora con harina integral y su germen, por lo que es un poco más duro que el blanco. Como alimento es muy completo. Existe en el mercado un pan denominado integral que no lo es, ya que está elaborado con harina refinada y algo de salvado, refinado también.

También podemos encontrar en las llamadas boutique del pan, numerosas y sabrosas variedades de pan, como el pan de cereales, el de centeno, el de soja, el de leche, chapatas, baguettes, payés, colón, gallego, etc., los cuales han contribuido a que la mayoría de la población vuelva a tener en cuenta a este alimento bíblico.

Otra de las múltiples ventajas del pan es que admite preparar con él postres dulces, como por ejemplo:

DULCE DE PAN

Ingredientes
4 huevos
Azúcar glasé
Pan rallado
Pasas de corinto
Fruta confitada

Preparación
Se cogen cuatro huevos y se separan sus yemas, las cuales se mezclan con azúcar y pan rallado. Se ponen uvas pasas de corinto (no tienen semillas), fruta confitada y las claras a punto de nieve. Se coloca todo en un molde espolvoreado con pan rallado y se mete en el horno suave durante media hora. Para finalizar lo adornamos con el azúcar glasé.

EL CACAO

Composición

Contienen casi un 50% de su peso en manteca de cacao, la cual se extrae para dejar solamente el polvo, el cual se emplea posteriormente para elaborar bebidas. Estas son ricas en proteínas, minerales (aunque quizá su hierro sea poco asimilable) y vitaminas A y B. Contiene también cafeína.

Es un producto muy utilizado en la alimentación infantil, por lo debemos tener en cuenta su contenido en cafeína.

Propiedades

El cacao, bien sea con leche o como chocolate, es indudablemente una fuente nutritiva y energética de primera categoría. El mayor problema que tiene es su digestibilidad, mucho más acentuada cuando lo tomamos mezclado con otros alimentos como puede ser leche, nata, mantequilla o azúcar. Como notas negativas hay que advertir que su consumo prolongado excita el sistema nervioso, crea dependencia y síndrome de abstinencia si lo dejamos de consumir, aumenta las tasas de colesterol y perjudica seriamente a los hepáticos.

ROLLO DE CACAO

Ingredientes

5 cucharaditas de cacao
15 galletitas dulces de cacao
2 yemas de huevo
3 cucharaditas de azúcar
50 g de mantequilla
2 cucharaditas de leche

Preparación

Ponemos las yemas en un bol (taza grande), agregamos el azúcar y las trabajamos hasta que estén infladas y espumosas. Incorporamos el cacao haciéndolo pasar por un colador de malla fina. Ponemos las galletitas dulces en un paño de cocina, lo cerramos y las trituramos un poco con la ayuda de un pisacarnes.

Las agregamos a la preparación anterior mezclando con cuchara de madera. Derretimos la mantequilla al baño maría, dejándola enfriar para agregarla a la mezcla junto con la leche.

Mezclamos muy bien hasta que la preparación resulte blanda y homogénea. La ponemos sobre una tabla o papel de horno y formamos un rollo. Envolverlo en papel de aluminio y ponerlo a enfriar en el frigorífico durante 3 horas para que se endurezca. Se sirve en rebanadas.

LOS FRUTOS SECOS

AVELLANA

Composición
Es muy rico en grasas insaturadas, hidratos de carbono y ácidos orgánicos. Contiene vitaminas A y B, calcio, magnesio, fósforo, hierro, potasio y sodio.

Propiedades
Aunque son difíciles de digerir y hay que masticarlas largamente hasta convertirlas en papilla, su riqueza en grasas vegetales las hace muy adecuadas como alimento calórico de reserva en invierno. Son adecuadas como nutrientes en el embarazo, en el crecimiento infantil y en la diabetes.

CACAHUETES

Composición
Es muy rico en grasas, sales minerales (sílice, azufre, cloro, zinc, boro, cobalto, potasio, hierro, manganeso, cobalto, flúor y yodo) y vitaminas de grupo B.
Contiene un 77% de grasas poliinsaturadas la mayor parte, proteínas de alto valor biológico y algo de vitaminas A, C, E y D. La vitamina B-1 se pierde cuando se tuestan.
Su valor calorífico es altísimo, 2.500 calorías en medio kilo.

Propiedades

Aporta muchas calorías, por lo que se aconseja en los deportistas y para los meses de invierno.

Se le reconocen propiedades astringentes y contra los cólicos hepáticos, así como cierta protección en el sistema nervioso.

Sus ácidos grasos no saturados son útiles para controlar la degeneración del sistema nervioso.

DÁTILES

Composición

Esencialmente energéticos (300 cal./100 gr.), contiene un 70% de azúcares de rápida asimilación, vitaminas A y B, sales minerales y fibra. Hay 1,8 gr. de proteínas, 72 gr. de carbohidratos y grandes cantidades de calcio, fósforo y magnesio.

Propiedades

Son ligeramente laxantes y su gran poder calórico le hace contraindicado en personas con fiebre.

Es un excelente tónico muscular y nervioso, previene del envejecimiento, favorece el crecimiento infantil, ayuda a curar las anemias, el raquitismo y la tuberculosis. Tiene un ligero efecto diurético, mejora la función hepática, ayuda a combatir la tos (hay que cocerlo), estimula el apetito y combate los sudores excesivos.

NUECES

Composición
Zinc y cobre.

Vitaminas A, B y E, además de potasio, magnesio, azufre, fósforo, manganeso, zinc, sodio, cobre, hierro y calcio.

Contienen un 15% de proteínas, y un 41% de ácidos grasos poliinsaturados, entre ellos el ácido linoleico (omega-6) y el alfa-linoleico (omega-3)

Propiedades
Hay que comerlas bien masticadas y no continuamente, ya que pueden irritar las encías. Proporcionan una gran energía de reserva por su materia grasa y la fina tela que se encuentra dentro tiene interesantes acciones para proteger el corazón y mejorar su función. También se le atribuyen propiedades favorables en la memoria y el riego sanguíneo cerebral.

Mejora las secreciones linfáticas, elimina parásitos intestinales, y ayuda a curar las erupciones cutáneas. Se emplean en trastornos gástricos e intestinales, para calmar el sistema nervioso y los espasmos.

PIPAS DE GIRASOL

Composición
Las semillas contienen básicamente aceite rico en ácidos grasos insaturados (linoleico y oleico) y saturados (un 4%), como el palmítico.

Contiene abundancia de proteínas, hierro, fósforo, calcio, potasio, magnesio y zinc, así como vitamina E, F, D y algunas del grupo B. También, fibra y pectina.

Propiedades
Es un complemento alimenticio que tiene una acción favorable en el colesterol, la esclerosis y la arteriosclerosis, así como para favorecer el crecimiento infantil. Su aceite se emplea en cosmética y en farmacia para hacer emplastes y ungüentos.

Pueden añadirse a cualquier plato enteras o molidas, aunque para ello hay que tostarlas. Una vez que hemos sacado su harina podemos hacer un sabroso pan.

PIPAS DE CALABAZA

Composición
Son muy ricas en grasas (un 50%), la mayoría compuestas por ácidos linoléicos y linolénicos. También contiene un fermento considerado un portador de oxígeno, hormonas vegetales, vitamina A, E y F, una gran riqueza en arginina y otros aminoácidos esenciales.

También tiene grandes cantidades de fósforo, magnesio, hierro y zinc.

Propiedades

Constituyen un extraordinario remedio para eliminar los parásitos intestinales e incluso la tenia.

Corrige las enuresis nocturnas, no solamente las de los niños sino las de los adultos.

Mejoran la visión, refuerzan las defensas y facilitan la digestión.

Se pueden añadir peladas a los cereales, ensaladas, sopas, con requesón, yogur. También se puede añadir al pan casero.

LOS CEREALES

AVENA

Composición
Contiene potasio, azufre, fósforo, sílice y proteínas (35%), además de hierro, calcio, magnesio, vitaminas B, C y D, así como carotenos. Hay proteínas, glucósidos, enzimas, almidón.

Propiedades
Con fines medicinales se emplean los granos y en menor medida la paja.

Es un extraordinario alimento, bien tolerado por estómagos sensibles, incluidos los niños, por lo que puede ser ingerido incluso por personas recién operadas del estómago.

Tiene un discreto efecto laxante muy apropiado para bebés. Es un extraordinario energético de efecto inmediato y tonificador del sistema nervioso.

Un puñado de harina de avena añadido al agua del baño corrige las dermatitis de los bebés.

Receta
Las **galletitas de avena y pasas** se hacen batiendo manteca y azúcar con huevo y vainilla hasta que esté bien triturado. Aparte se ponen la harina, sal y polvo de hornear, mezclándolo y agregándolo a la preparación anterior, incorporando luego la avena, las pasas de uva y una cáscara de naranja rallada. Se remueve todo junto y se coloca, por cucharaditas, en una chapa de horno

enmantecada. Por último, se mete en el horno moderado durante 15 minutos.

CEBADA

Composición
Flúor, fósforo hierro, calcio. Vitaminas B-1, B-2 y gluten. Contiene 348 calorías /100 g, 9,7 proteínas, 1,9 grasas, 75,4 carbohidratos y bastante calcio.

Propiedades
Es depurativa, remineralizante, mejora las fiebres y las diarreas. Con ella se Preparar la malta, un extraordinario alimento energético que puede sustituir al café, ya que no excita ni tiene efectos secundarios. Mejora la digestión, fortalece los dientes, estimula el corazón y las funciones hepáticas.

CENTENO

Composición
Contiene 334 calorías/100 g, 12,1 proteínas, 1,7 grasas, 73,4 carbohidratos y 2,0 de fibra. También tiene fósforo en abundancia, calcio, hierro, rutina y vitaminas B-1 y B-2.

Propiedades
Se empleará como energético en aquellas personas que necesiten un aporte calórico que no engorde, para desarrollar la musculatura y como tónico cerebral y nervioso. Tiene propiedades laxantes.

MAÍZ

Composición

Contiene la mayoría de las vitaminas del grupo B, salvo el ácido nicotínico o PP, por lo que su consumo puede dar lugar al desarrollo de la pelagra si se usa de forma preferente. Es muy rico en féculas y pobre en albúmina.

El endospermo (tejido del embrión de las plantas fanerógamas, que le sirve de alimento.) Contiene fécula, proteínas, grasa rica en aceites esenciales, vitaminas A y E y magnesio.

Propiedades

Los frutos del maíz se emplean directamente de la mazorca, bien para comerlos directamente o para extraer su aceite. Ese líquido resultante es de suma utilidad como preventivo de las afecciones cardiacas, para el tratamiento del exceso del colesterol, para bajar la tensión sanguínea alta y en regímenes adelgazantes.

La harina se puede utilizar para elaborar papillas muy adecuadas en enfermos del aparato digestivo, para convalecientes y para personas alérgicas al gluten.

Receta

Las **palomitas de maíz** siguen siendo la forma más rápida y fácil de comer el maíz entero y para ello basta con ponerlas en una cacerola con un poco de aceite, taparlas ligeramente para que no se salgan al romperse y mantener el fuego medio mientras se abren.

TRIGO

Composición
El trigo integral, con su germen incluido, es uno de los alimentos más completos que existen, ya que posee todas las vitaminas del grupo B, minerales, oligoelementos y aminoácidos, además de ácidos grasos esenciales.

El salvado está compuesto todavía por hidratos de carbono (70%), proteínas (15%), grasas (3%) y vitaminas del grupo B, además de vitamina E, hierro y zinc. También posee aminoácidos como la lisina y una cantidad apreciable de grasas insaturadas. Estas características están solamente en el salvado integral y no en el salvado comúnmente comercializado.

El germen constituye por sí mismo un alimento completo, ya que contiene entre un 30 y un 40% de proteínas de alto valor biológico, 40% de carbohidratos, 10% de grasas a base de ácido linolénico y gran cantidad de vitamina E.

Propiedades
Es laxante, energético y bien tolerado por estómagos sensibles.

El **salvado** no es un elemento adecuado para ser incorporado a la dieta y si es necesario que tomemos fibra hay que hacerlo de forma natural, esto es, presente en los alimentos integrales, en las verduras o las legumbres. La toma continuada de este salvado refinado produce un aumento del tránsito intestinal que perjudica la absorción de los nutrientes, por lo que no solamente no se curará el estreñimiento sino que añadiremos en poco tiempo enfermedades carenciales.

El **germen de trigo**, que puede adquirirse en cualquier tienda de productos naturales, tiene propiedades curativas en cualquier estado carencial de proteínas, bien sea por déficit nutricional o por un aumento de las demandas como ocurre en el embarazo o deportistas. También es adecuado como complemento después de operaciones o enfermedades debilitantes.

La **papilla de trigo** es un remedio tradicional, quizá algo olvidado en la actualidad. Se Prepara con leche, mantequilla y azúcar cuando queramos que sea dulce. Si elegimos que sea una crema salada la haremos con caldo vegetal, queso rallado, aceite y cebolla.

SÉSAMO

Composición
Esencialmente su composición es grasa, sobre todo a base de ácidos linoleico, oleico, palmítico y esteárico. También contiene lecitina y fosfatos. Casi el 85% de estas grasas que contiene lo son como ácidos grasos esenciales, insaturados. Hay vitaminas del grupo B, E y C, así como magnesio, calcio y fósforo.

Propiedades
Se usa abundantemente para el tratamiento corrector del estreñimiento y en este sentido hay que decir que es mucho más adecuado que el tomar salvado. No provoca una aceleración del peristaltismo intestinal, por tanto, no hay pérdida de nutrientes, y contribuye a evitar que las heces se endurezcan y puedan deslizarse eficazmente por el colon.

También posee propiedades para favorecer la memoria y las facultades intelectuales a causa de su riqueza en fosfolípidos (contiene grasa y fósforo), es tónico, energético y controla las fiebres altas.

LA PASTA ITALIANA

Dietética

Elaborada a partir de harina de trigo y considerada como un alimento típico de Italia (aunque parece ser que procede en realidad de Grecia y China), lo cierto es que fueron los italianos del siglo XIV quienes la divulgaron por todo el mundo y el Rey Luis XI el monarca que primeramente la popularizó. Posteriormente, en el siglo XVI, otro factor vino a aumentar el consumo de los platos con pasta italiana y fue el descubrimiento del tomate como elemento imprescindible para darle aún más sabor, obra que debemos atribuir a Pizarro que los importó del Perú.

Como elemento nutritivo es muy superior al pan y debería constituir un alimento básico para niños y jóvenes, así como en toda persona que realice trabajos físicos.

Se elabora normalmente con harina de trigo, gluten, huevo, grasa y algo de agua, aunque ahora podemos encontrar una amplia variedad que, sin embargo, no logra desplazar a la masa básica.

100 gramos de pasta simple proporcionan 350 calorías de rápida asimilación, 12% de proteínas, 1,5% de grasas, 73% de hidratos de carbono y 12% de agua.

Propiedades

Es esencialmente un alimento energético, que no produce engorde mientras no lo mezclemos con otros alimentos, especialmente los grasos, y cuya digestión y metabolización es muy rápida, por lo que constituyen un aporte calórico de primer orden y un alimento indispensable para los niños.

Son muy aptas para estómagos delicados.

Receta

Hay que **cocerlas** metiéndolas en agua hirviendo, con sal y un poco de aceite, moviéndolas de vez en cuando para evitar que se apelmacen. El tiempo de cocción medio es de 8 minutos y una vez finalizado no hay que dejarlas en el agua caliente. Se meten bajo un chorro de agua fría, y para que no pierdan la consistencia ideal hay que servirlas pronto.

LAS PATATAS

Composición

Proteínas 2%, grasas 0,1%, carbohidratos 20%, celulosa 0,4%, vitaminas A, B, C y PP.

Aportan 90 calorías por 100 g, así como algo de calcio y potasio.

Propiedades

Aunque se puede comer cruda e incluso su zumo es muy saludable, lo mejor es comerlas hervidas al vapor (sin quitar la piel) o cocidas, aunque la modalidad de fritas es sin ninguna duda el mayor deleite para los niños.

Las patatas deben tener la piel amarilla, lisa y dura, sin ningún tipo de brote, ya que estos son tóxicos por la presencia en ellos de solanina (glucósido alcaloide tóxico contenido en algunas solanáceas.) Hay que mantenerlas a no más de 8º, en la oscuridad y en sitio alto.

Recetas

Para **hervirlas** deberemos lavarlas previamente y ponerlas con su piel en agua salada hirviendo. Una vez tiernas se dejan enfriar, se les quita la piel y se colocan en un lugar seco hasta que las vayamos a utilizar.

Otra forma saludable es cocerlas **al horno** para lo cual se lavan con la cáscara, se envuelven en papel de aluminio y se ponen a horno moderado durante al menos 30 minutos (según tamaño). Después se las quita la piel, se cortan y se doran en aceite hirviendo.

La técnica para las **patatas fritas** es sencilla: se cortan en rodajas y se pone en abundante aceite caliente durante cinco minutos. Se sacan, se dejan enfriar y antes de ir a comerlas se las volverá en freír en aceite muy caliente; se escurrirán bien y se les añadirá la sal fina, poniéndolas en un recipiente que contenga papel absorbente para que elimine el exceso de grasa.

Por último, el **puré de patatas** requiere pelar las patatas y ponerlas en agua fría con sal. Se hierven a fuego lento, se pasan por el pasapurés y se echan en una cazuela con mantequilla y leche, removiendo todo. También se le puede añadir huevo batido y algo de queso rallado. Hay quien prefiere no pelar las patatas antes de cocerlas y las preparar al vapor, lo que en principio cambia algo el sabor tradicional, pero es más nutritivo.

LAS FRUTAS

CEREZAS

Composición
Contiene un 85% de agua, sacarosa, levulosa, vitamina C, carotenos, hierro, potasio, magnesio, zinc, cobre, calcio y fósforo.

Propiedades
Tienen propiedades como energéticas, regeneradoras de células y tejidos, como adelgazantes y para combatir la artritis, la arteriosclerosis y el reumatismo. Favorece igualmente la curación de la ictericia, la diabetes, la eliminación del ácido úrico y los trastornos intestinales.
No se deben comer los huesos porque son tóxicos.

Receta
Un postre sencillo es **hervirlas en agua** con un trozo de vainilla y luego hacerlas puré, mezclándolas con la misma cantidad de nata y poniéndolas en el congelador en una copa de cristal.

CIRUELAS

Composición
Son ricas en hierro y calcio, especialmente la variedad de ciruela pasa, la cual contiene un 70% de carbohidratos, entre ellos un 44% en azúcares.
También vitaminas A, B y C, magnesio, potasio, manganeso y sodio.

Propiedades
Sus efectos como laxante son bien conocidos en el mundo entero, aunque para ello se suele utilizar la ciruela pasa, puesta en remojo durante una noche y bebiéndose el agua, más la ciruela, nada más levantarse. Esta es una estupenda solución para curar el estreñimiento, aunque no tiene porqué hacer efecto el mismo día. Para los niños que padezcan este problema, ya existen en las tiendas dietéticas jarabes hechos con este fruto.

Las ciruelas frescas también conservan parte de sus propiedades como laxantes y es conveniente mezclarlas con naranja en niños estreñidos. Así tendremos un alimento energético y vitamínico de primer orden y un laxante suave y eficaz, sin efectos secundarios. Si, además, lo mezclamos con yogur el efecto es más completo.
Son estimulantes del sistema nervioso, muy energéticas, diuréticas y descongestionantes para el hígado.

FRAMBUESAS

Composición
Es muy rica en levulosa, ácido cítrico, ácidos orgánicos, taninos, pectinas (sustancia neutra que se encuentra en los tejidos vegetales) y vitamina C.

Propiedades
Es laxante y muy refrescante. Con su zumo se elabora un elixir para suavizar afecciones de garganta.

Tiene efectos como reconstituyente, antihemorrágico y para mejorar las facultades intelectuales. Combate las dermatosis en general, siendo de especial utilidad durante las enfermedades eruptivas infantiles como el sarampión y la escarlatina. Baja la fiebre y calma los dolores de oído.

Combina muy bien con yogur y se puede añadir a cualquier postre y refrescos caseros.

Receta
La podemos mezclar con un almíbar a base de azúcar y agua calentado a fuego lento. Cuando ya esté casi finalizado se echan las frambuesas y un poco de canela, sirviéndolo frío.

FRESAS

Composición
Contiene calcio, fósforo, hierro, potasio, ácidos orgánicos, taninos (sustancia ácida, muy astringente, que se extrae de algunos vegetales y sirve para curtir las pieles y otros usos) y vitamina C. También fructosa, y un agente antibacteriano. Azúcar, pectina y aromas.
Vitaminas C, B, E y K.

Propiedades
Mejora las anemias, la hipertensión, el estreñimiento y las hemorroides. Tiene efectos positivos contra las fiebres tifoideas y masticándolas lentamente disuelve el sarro dental. Alcaliniza la orina, mejora las enfermedades hepáticas y refuerza las defensas.
Hay que lavarlas con agua repetidas veces, mejor utilizando el escurridor de verduras. No obstante, aunque la salubridad queda así asegurada, pierde parte de su sabor.

Receta
Lo más normal es tomarlas con nata azucarada, con naranja y azúcar morena, así como para dar un sabor exquisito a postres de todo tipo e incluso para elaborar mermeladas.

GRANADA

Composición
Contiene potasio, fósforo, cloro, magnesio, calcio y sodio. Vitaminas A, B y C.

Propiedades
La pulpa es astringente y depurativa. También se emplea el jugo para realizar gargarismos en afecciones leves de garganta. El zumo sin diluir se utiliza para dar lozanía al cutis pálido y para ello basta frotarlo directamente por la piel y el efecto positivo lo conseguiremos en pocos días.

HIGOS

Composición
Es rico en azúcares y mucílagos. También contiene pectina, ácidos orgánicos, grasa, albúmina y vitaminas A, C y B.
Minerales como el hierro, fósforo, calcio.

Propiedades
Son un excelente remedio para afecciones broncopulmonares que cursen con abundante producción de mucosidad. Tomados secos o mejor aún hervidos en leche, constituyen un tratamiento eficaz para aliviar rápidamente los fuertes catarros invernales. Especialmente energéticos, laxantes y muy nutritivos, acortan sensiblemente la convalecencia de las enfermedades del aparato respiratorio.

Son muy recomendables para deportistas, ya que además de energéticos favorecen la recuperación muscular, mantienen en buen funcionamiento el sistema gástrico e intestinal, y poseen un razonable efecto diurético.

Receta

El "**Pan de higo**" es un producto comercializado muy popular, especialmente en épocas pasadas en las cuales constituía la merienda de los niños. Para hacerlo casero se pican los higos y se mezclan con las almendras machacadas, más un poco de anís verde, clavo y una pizca de pimienta. Se humedece todo con infusión de hinojo y se coloca en un molde metálico para prensarlo fuertemente. Se cubre y se deja así durante cuatro días.

KIWI

Composición

Vitamina C, calcio, fósforo, magnesio, hierro.

Propiedades

Estimula la memoria, es laxante y facilita la expulsión de parásitos intestinales.

Receta

Es frecuente tomar el Kiwi con yogur y para ello se emplean recipientes de boca ancha que se llenan de yogur y algo de miel derretida al baño María. Luego se coloca encima la fruta en rodajas.

LIMÓN

Composición
Un limón puede aportar 35 calorías/100 g, un 89% de agua, 7% de carbohidratos, 0,5% de grasas, 0,7% de proteínas, calcio, cloro, hierro, yodo, cobre, fósforo, magnesio, potasio y zinc, además de vitaminas C y B.

Propiedades
Es remineralizante, refrescante y alcalinizante, aunque su contenido pueda indicar lo contrario, ya que los ácidos al llegar al estómago generan alcalinos (carbonatos) y neutralizan, por tanto, la excesiva acidez estomacal.

Estimula el sistema nervioso, ayuda a mejorar las funciones biliares (especialmente mezclado con aceite de oliva) provoca sudor y, por tanto, baja la fiebre. Se le han encontrado propiedades para eliminar parásitos intestinales.

Externamente se le reconocen acciones para desinfectar heridas. También refuerza las defensas orgánicas, mientras que los gargarismos ayudan a curar la amigdalitis y tiene un buen efecto tónico.

La esencia de limón, absorbida por vía sublingual calma los dolores de cabeza en pocos minutos.

Alivia las picaduras de insectos y suaviza la piel de las manos.

MANZANA

Composición
Vitaminas B1, B2, PP y C, además de potasio, sodio, hierro, calcio, cloro, azufre, manganeso, cobre, arsénico, fósforo y magnesio. Es rica en fructosa y glucosa.
Contiene también ácidos málico y cítrico.
Tiene 85 g de agua, 0,3 g de proteínas, 0,4 g de grasas y 13 g de carbohidratos. También 1,1 g de fibra y proporciona 58 cal/100 g

Propiedades
Las cualidades terapéuticas son diferentes según se emplee la manzana madura o asada. Si la tomamos cruda tiene un efecto suave astringente, útil en diarreas, y asada al horno es laxante, por lo que resulta de interés en niños. Mejora la tos, los resfriados, corrige las indigestiones, calma los ardores gástricos y tiene acción antivírica.
No es recomendable consumir las semillas por su contenido en cianuro.

Recetas

Manzana asada
Las manzanas al horno se preparan quitándoles la parte superior, aunque sin tirarlo, y se extrae con cuidado el corazón central para hacer un hueco, el cual se rellena con azúcar. Se cubre con la parte cortada anteriormente y se meten al horno precalentado, hasta que queden totalmente caramelizadas.

Manzanas caramelizadas

Podemos hacer otro postre cortando la manzana en cuatro trozos y poniendo algo de zumo de limón. Aparte hacemos una masa con harina y dos claras de huevo todo bien batido, con la que se cubren los trozos de la manzana. Se fríen en una cazuela con abundante aceite no muy caliente y se deja escurrir. En una sartén pondremos aceite y algo de azúcar, y cuando tengamos el caramelo preparado se echa encima de las manzanas. Si echamos en ese momento agua helada el caramelo cristalizará inmediatamente.

MELÓN

Composición

Contiene sales minerales, azúcares, fibra, vitaminas y gran cantidad de agua. También enzimas como la papaína.
Vitaminas A y C, fósforo, calcio, hierro.

Propiedades

Es refrescante, energético, mejora las enfermedades renales por su efecto diurético, ayuda a neutralizar las toxinas de la carne y posee efectos depurativos y laxantes. Se emplea en la acetonemia infantil que acompaña a las enfermedades infecciosas.

Aplicado directamente en las heridas las cicatriza y las limpia, siendo también útil para calmar las quemaduras superficiales y en forma de cataplasma en casos de traumatismos dolorosos.

No está recomendado en casos de diabetes, diarreas o trastornos digestivos crónicos.

Receta

Hay que servirlo frío, con las esquinas seccionadas y cortado en grandes trozos. Si deseamos confitarlo mezclaremos un cuarto de azúcar por medio kilo de melón y lo pondremos a cocer durante 45 minutos. Luego se tritura todo y se dejar enfriar.

También podemos vaciarlo del todo y utilizar su cáscara partida por la mitad para preparar batidos o macedonias, los cuales conservarán así su frescor y sabor durante mucho tiempo, además de dar una presencia muy personal a los postres.

MELOCOTÓN

Composición

Contiene minerales, oligoelementos y vitaminas. Especialmente vitamina C, hidratos de carbono, potasio, fósforo y azufre.

Propiedades

Para aprovechar sus cualidades nutritivas es mejor comerlo con la piel bien lavada, ya que ahí es donde están sus vitaminas.

Es un sedante nervioso bien tolerado, ligeramente diurético y laxante si se toma su jugo en ayunas. El aceite que se extrae de la semilla tiene propiedades curativas en los zumbidos de oídos.

Mejora la digestión. Es depurativo, energético y ayuda a eliminar parásitos intestinales.

MEMBRILLO

Composición
Taninos y pectinas.
Mucílagos, amigdalina, enzima, aceite esencial, proteínas.

Propiedades
El dulce de membrillo es muy popular por su gran efecto energético y porque corta las diarreas.
Posee un efecto emoliente en las patologías digestivas, además de ser un estimulante hepático y un aperitivo. Cociendo las hojas se obtiene una infusión que baja la fiebre, quita la tos y anula los espasmos gástricos.

Receta
Para realizar el popular **dulce de membrillo** se cortan en pedazos los membrillos maduros, quitándoles todas las pepitas, para cocerlos en abundante agua. Se pasan por un colador y se prepara la misma cantidad de azúcar. Se pone el puré de membrillo al fuego para que espese y entonces se agrega el azúcar, removiendo todo durante 15 minutos. Se dejar enfriar sin parar de moverlo con una cuchara de madera y se mete frío en tarros de cristal que se dejan al sol para que se seque. Después hay que taparlo herméticamente.

NARANJA

Composición
Vitamina C, sales minerales y carotenos.

También vitaminas P y B, calcio, sodio, potasio, magnesio, hierro, cobre, zinc, manganeso y bromo.

Propiedades
Es ligeramente antiséptica, antioxidante y depurativa. Mejora la gripe, estimula el crecimiento infantil y las funciones pancreáticas. Es antihemorrágica y mejora el apetito.
El zumo entero, sin diluir, puede ser ligeramente indigesto y tarda bastante en absorberse. Para evitarlo es recomendable incorporar al zumo la fibra blanca que se suele desechar, ya que gracias a ella la absorción será paulatina y no causará problemas.
Para los niños muy pequeños, lo mejor es dársela mezclada con otras frutas. Si eso no fuera posible, bastará con darle pequeñas dosis de zumo en cucharaditas.

PERA

Composición
Manganeso, azufre, calcio, cloro, zinc, hierro, fósforo, yodo, potasio y sodio. Vitaminas A, B1, B2, C y PP, pectinas y taninos. Aporta un 4% de celulosa, 88% de agua, 0,4% de grasas y 0,5% de proteínas.

Propiedades
Se le reconocen virtudes como antianémica, diurética y laxante. Es muy digestiva, especialmente cocidas o en

mermeladas. Es depurativa, astringente, levemente sedante y evita putrefacciones intestinales.

Es una de las frutas mejor toleradas a nivel gástrico, por lo que conviene a las personas enfermas y anémicas.

PIÑA

Composición
Vitaminas A, E y B fermentos y enzimas como la bromelina.
Rica en vitamina C, calcio, hierro, fósforo.

Propiedades
Es muy digestiva, refrescante y favorece el desarrollo óseo en los niños. Mejora la calidad del esmalte dental, purifica la sangre, alivia los catarros, calma la tos, y se recomienda en las enfermedades hepáticas, de páncreas y en las anemias.

PLÁTANO

Composición
Proporciona 90 calorías por 100 gramos, 1,1 g de proteínas, 22,2 g de carbohidratos, así como 8 mg de calcio y 26 mg de fósforo. También hierro, potasio, sodio, vitaminas A y C, B1, B2 y PP. Es rico en fibra y pectinas.

Propiedades
El plátano maduro se reconoce por tener una cáscara muy amarilla, con numerosas pecas negras, sin trazas del color verde.

Es adecuado para mejorar pequeñas depresiones, estimular el crecimiento, favorecer los trabajos intelectuales, corregir el nerviosismo y ayudar al funcionamiento biliar. Comido al final de las comidas favorece la digestión y se considera un alimento muy adecuado para embarazadas y niños. Su contenido en hierro muy asimilable le hace ser un alimento imprescindible en las anemias.

Nunca se debe comer verde ya que puede ser muy tóxico.

SANDÍA

Composición
Contiene esencialmente agua, hasta un 93% de su peso total, lo que la hace poco nutritiva. Es rica en azúcares, minerales y carotenos.

Propiedades
Se le reconocen efectos como refrescante y diurética. Calma la sed de los enfermos con fiebre, neutraliza los gases intestinales, las bronquitis crónicas y mejora las anemias.

UVAS

Composición
Ácidos tartárico y málico, glucosa, levulosa, taninos, fósforo, yodo y arsénico.

También pectinas, pigmento, vitaminas A, B y C. No contiene grasas.

Propiedades

Tiene acciones beneficiosas como diurética, depurativa, mejorando las funciones del hígado y los riñones.

Las uvas pasas poseen aumentadas todas las propiedades de las uvas ya que, además, se comen con la piel y las pepitas, por lo que son mucho más aconsejables. No obstante, dado que son un alimento muy concentrado no hay que abusar de ellas. Su efecto laxante es más acusado.

LAS LEGUMBRES

GARBANZOS

Composición

Hierro, proteínas, fibra.

Propiedades

Son un estupendo alimento energético, muy adecuado como dieta básica para niños, adolescentes y personas sometidas a grandes esfuerzos. Imprescindible en casos de anemias, deportistas y habitantes de regiones muy húmedas.

Receta

El **puré de legumbres** se hace poniendo leche y caldo en el vaso de la batidora, agregando puerro, espárragos, zanahorias, col y garbanzos cocidos, aliñados con mantequilla, pimienta y sal. Tapar y conectar la batidora en velocidad baja para mezclar, luego en velocidad alta hasta que la mezcla esté tersa.

Vaciar en una cacerola y dar un hervor sin dejar de remover. Reducir el fuego y dejarlo diez minutos más. Si se desea una sopa más ligera, agregar más leche. Servir caliente.

JUDÍAS BLANCAS

Composición
Contienen vitamina C, minerales y almidón.

Propiedades
Tienen acciones similares al resto de las leguminosas de vaina, en especial su efecto diurético.

Receta
Para hacer un **puré de judías** se hierven las judías, un tomate y un pedazo de cebolla; después de bien cocido, se aparta del fuego, se machaca todo en el almirez, pasándose por el colador y queda como una salsa. En una cazuela se pone aceite o manteca y se fríe un poco de tomate, pimiento rojo y la salsa anterior, dejándose en la cazuela hasta que dé un hervor. Se sirve en una sopera con trocitos de pan frito.

LENTEJAS

Composición
Son ricas en proteínas de alta calidad biológica, pobres en grasas y altas en carbohidratos. Tienen abundancia en minerales como el hierro, fósforo, sodio, así como vitaminas A, B-2 y vitamina C.

Propiedades

No es casualidad que la Biblia considerase a las lentejas un alimento similar al oro y una prueba de ello fue que Esaú renunció a ser el primogénito por un plato de lentejas.

Se emplea por su alto contenido en hierro biológico, muy asimilable.

LAS VERDURAS

COLIFLOR

Composición

Vitamina C y un 6% de proteínas.

Aporta 2,8 de proteínas, 6,5 de carbohidratos y bastante calcio, fósforo, vitamina C y complejo B.

También se le encuentran hormonas vegetales.

Propiedades

Estimula la secreción de hormonas, es depurativa, laxante y remineralizante.

Tiene un moderado efecto sedante.

Mezclada con otras verduras de hoja verde ayuda a que se absorba la clorofila que contienen.

ESPINACAS

Composición

Es rica en hierro (3,2 mg), yodo, calcio, fósforo, clorofila y vitaminas A, B y C.

Propiedades

Se emplean básicamente como alimento para casos de anemia y fatiga, teniendo un discreto poder diurético. Aunque la cantidad de hierro que contienen no es tan alta como el célebre Popeye decía, lo cierto es que resultan muy asimilables y muy bien toleradas por estómagos sensibles.

Son especialmente útiles, por tanto, en embarazadas y niños.

Receta

El **potaje de garbanzos y espinacas** se hace poniendo a hervir en un puchero los garbanzos, remojados el día anterior, y añadiendo las espinacas, limpias y cortadas en pedazos.

Se fríen dos ajos, un poco de tomate y pimentón y se echa al puchero donde están los garbanzos.

En el almirez se machacan dos yemas de huevo duro y dos cucharadas de garbanzos para espesar el caldo.

Se añade al potaje y se deja hervir hasta que los garbanzos estén tiernos.

GUISANTES

Composición

Calcio, hierro y fósforo.

Propiedades

Son reconstituyentes y muy energéticos. Ayudan al desarrollo óseo del niño, siendo adecuados, por tanto, en las embarazadas y lactantes. Tonifican el sistema nervioso.

JUDÍAS VERDES

Composición
Contienen calcio, hierro, yodo, vitaminas A, B y C, así como mucha clorofila. Pobres en calorías, apenas 18 por 100 g, contienen un 87% de agua, 0,2% de grasas y un 2% de celulosa.

Propiedades
Son muy digestivas. Tienen un buen efecto hipoglucemiante. Son, por tanto, un alimento especialmente recomendado a los diabéticos y por la gran cantidad de clorofila a los anémicos. Es una de las verduras mejor toleradas por los niños.

TOMATE

Composición
Vitaminas A, B y C. Potasio, calcio y fósforo.

Propiedades
Es diurético suave, mejora las anemias y antiguamente se empleaba para tratar la difteria. Posee efectos depurativos, laxantes, tonifica el sistema nervioso y favorece el sueño.
Su salsa es un buen condimento para infinidad de platos infantiles.

ZANAHORIA

Composición
Vitaminas A, B y C.
Contiene un 87% de agua, 0,29% de materia nitrogenada, 6% de azúcares, algo de fibra y cenizas, así como fósforo, potasio y calcio.

Propiedades
Es un remedio extraordinariamente eficaz en las diarreas, incluso utilizando su zumo al que podemos añadir unas gotas de limón.
Externamente se emplea para calmar el dolor en las quemaduras, debiendo emplearse cruda, rallada y en cantidad abundante.

RECETAS

Nuestros niños deben comer variado, pero a veces no es fácil hacerles tomar verduras, huevos, legumbres... Aquí tienen recetas fáciles y sabrosas que harán que su hijo aprenda a comer de todo, pues los hábitos que ahora les enseñemos serán los que regirán su alimentación el resto de su vida.

Todas las recetas que aquí se muestran están pensadas para 4 personas, aunque la práctica será la que nos indique si las cantidades recomendadas deben ser modificadas en función de las personas para las que elaboremos cada plato.

SOPAS, PURÉS Y PAPILLAS

CONSOMÉ CON HUEVO

Ingredientes

1 litro de caldo de carne
1 huevo
Pan rallado
Queso parmesano
Sal

Preparación

Ponemos a calentar el caldo.

Mientras, batimos el huevo con el pan rallado, el queso y un poquito de sal.

Cuando hierva el caldo añadiremos la mezcla anterior y apagamos el fuego. Si hay mucho caldo, ponemos otro huevo para que queden muchos pedazos en la sopa.

CREMA DE ALCACHOFAS

Ingredientes

400 g de corazones de alcachofas
1 litro de caldo de pollo
1 cebolla pequeña
1 cucharada de azúcar
Hojas de menta fresca
1/4 litro de nata líquida
25 g de mantequilla
Sal

Preparación

En una sartén, doramos la cebolla cortada en trocitos con la mantequilla y añadimos los corazones de alcachofas. Lo dejamos cocer unos 5 minutos.

Lo retiramos del fuego, lo pasamos por la batidora y añadimos la sal.

Calentamos el caldo de pollo y añadimos la crema de alcachofas obtenida anteriormente. Lo dejamos cocer hasta que dé un hervor.

Apagamos entonces el fuego, añadimos la nata, las hojas de menta desmenuzadas y la cucharada de azúcar.

Se mezcla todo muy bien antes de servir.

CREMA DE CALABACINES

Ingredientes

1 kilo de calabacines
1 patata grande
1 cebolla
6 quesitos
Picatostes
Aceite y sal

Preparación

Rehogamos en una cazuela con un chorro de aceite, la cebolla, la patata y los calabacines.
Los cubrimos de agua, añadimos la sal y los quesitos.
Cuando la patata esté blanda, lo retiramos del fuego y los trituramos.
Se sirve con los picatostes.

CREMA DE TOMATE

Ingredientes

2 1/2 vasos de tomate
2 cucharadas de harina
1 cucharada de azúcar

1 rodaja delgada de cebolla
2 vasos de leche
2 cucharadas de mantequilla o margarina
1 cucharadita de sal
1/2 diente de ajo

Preparación

Calentamos la leche en una cacerola y ponemos los ingredientes restantes en el vaso de la batidora. Lo tapamos y conectamos en velocidad alta hasta que quede una mezcla homogénea.
Vaciamos poco a poco esta mezcla en la leche caliente, removiendo al mismo tiempo con un batidor. Dejamos que se caliente bien, pero sin que llegue a hervir. Se sirve al momento con tostadas.

PURÉ DE CALABAZA Y MANZANA

Ingredientes

Un poco de calabaza anaranjada
Una manzana roja pelada

Preparación

Hervimos la calabaza y la manzana en agua hasta que queden muy blandas. Llegado a este punto lo retiramos de fuego y trituramos. ¡Ya está listo!

PURÉ DE LEGUMBRES

Ingredientes

100 g de garbanzos cocidos
1 puerro
100 g de espárragos cocidos y picados
100 g de zanahorias cocidas
100 g de col
1 litro de caldo
¼ litro de leche
2 cucharadas de harina
1 cucharadita de sal
2 cucharadas de mantequilla
1 pizca de sal

Preparación

Ponemos la leche y el caldo en el vaso de la batidora agregando el resto de los ingredientes.
Lo tapamos y conectamos la batidora en velocidad a baja velocidad para mezclarlo bien; luego subimos a velocidad alta hasta que la mezcla esté homogénea. Vaciamos todo en una cacerola y damos un hervor sin dejar de remover.
Reducimos el fuego y dejamos cocer 10 minutos más. Si se desea una sopa más ligera, agregar más leche.
Servir caliente.

PURÉ DE PERA Y ESPINACAS (menos de 10 meses)

Ingredientes

Espinacas frescas o congeladas
1 pera pelada y cortada en rodajas
1 cucharada de mantequilla

Preparación

En primer lugar lavamos muy bien las espinacas.
En una cazuela, calentamos la mantequilla y las espinacas hasta que estén blandas. (Si se quiere, se puede hervir durante unos minutos en un poca de agua)
Mientras, en otra cazuela ponemos a hervir la pera hasta que esté blanda. La escurrimos y la machacamos junto con las espinacas.

PURÉ CON POLLO Y AGUACATE

Ingredientes

50 g de pollo cocido (desmenuzado)
30 g de aguacate
1 tomate (pelado y sin pepitas)
2 cucharadas de yogur natural
1 ó 2 cucharadas de queso rallado

Preparación

Mezclamos todos los ingredientes y los trituramos hasta conseguir la consistencia más adecuada. ¡Así de fácil!

PURÉ DE PATATAS

Ingredientes

½ litro de leche
2 patatas medianas crudas, peladas y cortadas en dados
¾ de una cucharadita de sal
1 rebanada de cebolla
1 tallo de apio
1 cucharada de mantequilla

Preparación

Ponemos la leche en el vaso de la batidora y agregamos los ingredientes restantes. Tapamos y conectamos en velocidad alta hasta que queden todos bien mezclados.
Vaciamos la mezcla en una cacerola y la ponemos a fuego lento durante 20 minutos.
Se sirve caliente con pan tostado untado de mantequilla.

PURÉ DE RES CON VERDURAS (de 4 a 6 meses)

Ingredientes

100 g de carne de res sin grasa
1/2 calabaza pequeña
2 hojas de espinacas
1/2 zanahoria

Preparación

Cocemos la carne en agua suficiente para cubrirla, a fuego medio. En otro recipiente cocemos las verduras al vapor.
Licuamos la carne y las verduras.
Sazonamos con poca sal y pasamos la papilla por el colador.

PURÉ DE ZANAHORIAS

Ingredientes

3/4 Kg de zanahorias tiernas
75 g de mantequilla
1 pastillas de caldo
Azúcar, Aceite

Preparación

Pelamos las zanahorias, cortadas en rodajas finas, espolvoreamos con un poco de azúcar y rehogamos en la mantequilla durante 15 minutos.
Echamos 1 ¼ litro de agua y la pastilla de caldo desmenuzada.
Se deja hervir todo durante 45 minutos.
Una vez cocido, se tritura hasta obtener un puré.

SOPA DE ESPINACAS (a partir de 15 meses)

Ingredientes

1 manojo grande de espinacas bien lavado

1/2 taza de agua
1/2 pechuga de pollo cocida sin hueso ni piel
1 patata pequeña y cocida
1 zanahoria mediana cocida
1 cucharada de consomé de pollo en polvo
1 cucharada de aceite de oliva
2 tazas de caldo de pollo
Sal a gusto

Preparación

En una olla se pone el aceite, el agua y las espinacas, manteniéndola en el fuego hasta que estén cocidas.
Cuando estén listas las espinacas, se ponen en la batidora con el pollo, la patata, la zanahoria, el caldo y el consomé. Se trituran hasta que quede una crema.
Ponemos la crema en una olla hasta que hierva, y si está muy espesa se le puede añadir más caldo.

SOPA DE LENTEJAS
Tiempo para remojar las lentejas: Una noche.

Ingredientes

1 diente de ajo
1 cebolla
¼ de lentejas
400 g de patatas
4 rebanadas de pan
6 cucharadas de aceite
Una rama de perejil

Tomillo en polvo sal y pimienta

Preparación

La noche anterior ponemos las lentejas en remojo.
Pelamos y lavamos las patatas, las cortamos en trozos.
Pelamos y picamos finamente las cebollas y el ajo.
Cortamos el pan en dados.
Calentamos 2 cucharadas de aceite en una sartén, freímos los dados de pan, los retiramos y los reservamos.
En una cacerola, echamos las patatas, las lentejas, el ajo, la cebolla, una pizca de tomillo y el resto del aceite. Cubrimos con agua y salpimentamos. Lo dejamos hervir durante 2 horas.
Lo retiramos del fuego y lo pasamos por el pasapurés.
Espolvoreamos con el perejil, y lo servimos de inmediato, acompañando con los dados de pan frito.

SOPA DE PICADILLO

Ingredientes

1 hueso de jamón
1 esqueleto de pollo
1 hueso de ternera
2 zanahorias
1 puerro
175 g de arroz
75 g de jamón serrano
2 huevos
hierbabuena

Sal

Preparación

Se pone abundante agua fría en un puchero, se sazona y se añaden los huesos de jamón y ternera, el esqueleto de pollo y las verduras peladas y troceadas.

Se lleva a ebullición, se desespuma y se cuece, tapado, alrededor de dos horas y media.

Se cuela el caldo, se pone de nuevo al fuego y en cuanto empiece a hervir se echa el arroz dejándolo cocer durante 20 minutos aproximadamente.

Mientras, preparamos el resto de los ingredientes de esta forma: se cuecen los huevos durante 10 minutos, se escurren, se refrescan, se pelan y se pican; el jamón también se pica menudo.

Una vez que el arroz esté cocido, se añaden los huevos y el jamón, se da un ligero hervor, se pasa a la sopera, se incorporan las hojas de hierbabuena y se sirve.

SOPA DE POLLO, MAÍZ DULCE Y ARROZ

Ingredientes

1 pechuga de pollo picada
1/2 cebolla picada
1/2 pimiento dulce verde picado
50 g de maíz dulce con caldo
4 cucharadas de cilantro picado
½ litro de caldo de pollo
100 g de arroz crudo

100 g de bacón
Sal al gusto
Un poco de leche

Preparación

En una olla ponemos un poquito de aceite vegetal, el bacón y la cebolla, dejándolo cocer a fuego suave.
Agregamos el pimiento, la zanahoria, el pollo cortado en tiritas y lo revolvemos todo.
Luego agregamos el caldo de pollo y la leche, también se le puede añadir un poquito de mantequilla o margarina.
Agregamos el maíz dulce con el caldo.
Cuando ya esté hirviendo, ponemos el arroz, y revolvemos, sin olvidar la sal y el cilantro.
Removemos muy bien la preparación y lo dejamos en el fuego durante 15 minutos hasta que el arroz esté hecho.

SOPA DE TRIGO CON LECHE

Ingredientes

1 cucharada de trigo
¾ litro de leche
3 cucharaditas de azúcar
Un poco de sal

Preparación.

Ponemos el trigo en remojo la noche anterior.
Al día siguiente se cocina en agua y sal.

Una vez cocido se escurre y se mezcla con la leche y el azúcar.

Se hierve todo junto durante 5 minutos. Ya está listo para comer.

SOPA DE VERDURAS

Ingredientes

1 lechuga
50 g de mantequilla
¼ litro de leche
¼ Kg de espinacas
2 yemas de huevo
1 zanahoria grande
1 puerro
2 pastillas de caldo
4 cucharadas de arroz

Preparación

Preparamos un caldo disolviendo las pastillas en un litro de agua echándolas cuando está a punto de hervir; y lo reservamos.

Limpiamos la lechuga, retiramos las hojas exteriores y cortamos las demás en trocitos; a continuación rallamos la zanahoria y el puerro.

Rehogamos todo en la mantequilla, añadimos las espinacas trinchadas y lo dejamos cocer tapado a fuego suave, durante 15 minutos. Luego, vertemos el caldo y la leche, y cuando rompa a hervir añadimos el arroz; tapamos de nuevo y lo dejamos cocer 30 minutos más, antes de terminar la cocción rectificamos la sal.

Ponemos las yemas en la sopera y vertemos la sopa, poco a poco, removiendo hasta que quede bien ligada.

DELICIAS CON ARROZ... Y PASTAS

El arroz forma parte de la dieta de muchos países, y para sacar provecho a esta comida, vamos a dar una serie de recetas muy sencillas con base de arroz, con las que seguramente sorprenderá tanto a pequeños como a mayores.

ARROZ CON CABELLO DE ÁNGEL

Ingredientes

200 g de arroz blanco precocido.
100 g de fideos fritos bien dorados (cabello de ángel).
200 g de vegetales mixtos en juliana (zanahoria, judías verdes, guisantes, pimentón, apio).
4 cucharadas de salsa de soja.
2 cucharadas de almendras fileteadas y tostadas.
2 cucharadas de aceite o mantequilla.

Preparación

Colocamos el aceite o la mantequilla en un sartén y esperamos que se caliente. Cuando notemos que está en el punto adecuado, agregamos los vegetales de manera separada salteándolos unos minutos.
Añadimos la salsa de soja, y una cucharada de almendras, y mezclamos la salsa con el arroz y los fideos fritos.
Lo dejamos dos minutos más en el fuego para que se mezclen bien los sabores, y servimos rociándolo con las almendras restantes.

ARROZ ESPECIAL

Ingredientes

200 g de arroz blanco
100 g de jamón York
1 huevo
2 patatas
150 g de guisantes
2 zanahoria

Preparación

Se preparan por separado, el arroz (que se cuece en agua con sal), las patatas (que se fríen en pedacitos), y el huevo (una tortilla cortada a taquitos).
Se corta el jamón a cuadraditos.
Se hierven la zanahoria y los guisantes para que estén blandos.

Se mezcla todo y listo.

ARROZ CON CHAMPIÑONES

Ingredientes

2 cucharadas de manteca
200 g de arroz
1 cebolla rallada
1 cucharada de perejil picado
2 cucharadas de apio
1 bote de champiñones
1 taza de caldo
Sal y agua

Preparación

Con la manteca sofreímos la cebolla, el apio y el perejil. Cuando el sofrito esté blando echamos el arroz, se le da un par de vueltas y a continuación le añadimos los champiñones troceados. Agrega el caldo y si no hay bastante se le añade agua hasta cubrirlo. Se cuece durante 15 minutos tapado y antes de servir se deja cinco minutos en reposo tapado.

ARROZ CON POLLO

200 g de arroz
1 pechuga de pollo cortada en trocitos
2 cucharaditas de pimiento dulce rojo picado
½ cebolla picada
2 tazas de caldo de pollo
2 cucharadas de mantequilla
Aceite vegetal
Sal y perejil para decorar

Preparación

En una sartén derretimos 1 cucharada de mantequilla (y un chorrito de aceite), y en ella freímos el pollo.
Cocinamos un poco y agregamos el pimiento dulce y la sal.
Sofreímos la cebolla en 1 cucharada de mantequilla (y un chorrito de aceite), añadimos el arroz y lo dejamos que se tueste, echamos del pollo que ya tendremos cocinado y cortado, y lo cubrimos con el caldo, revolviendo bien.
Por último, lo tapamos y cocinamos a fuego bajo hasta que seque. Con un tenedor soltamos el arroz y se sirve.

ARROZ CON POLLO Y SALCHICHAS

Ingredientes

200 g de arroz precocido
2 cucharadas de perejil picado
2 cucharadas de espinacas picadas
1 cucharada de hojas de cilantro picado
1 cucharada de cebolla blanca picada
1 diente de ajo picado
100 g de carne de pollo picada pero cruda
200 g de salchichas picadas en rodajitas
2 cucharadas de mantequilla
Sal

Preparación

En un recipiente poner una cucharada de mantequilla, agregamos las cebollas, el ajo y lo dejamos sofreír.
Añadimos el pollo y luego las salchichas, continuando la cocción y poniendo otra cucharada de mantequilla.
Esperamos que el pollo esté cocinado y algo dorado, entonces es cuando echamos el perejil, las espinacas y por último el cilantro.
Una vez todo rehogado ponemos el arroz, sazonamos y a servir.
Si se desea, se puede rociar este arroz con queso parmesano rallado.

ARROZ SUSTANCIOSO

Ingredientes

250 gramos de arroz cocido
300 gramos de costillas de cerdo en trozos
150 gramos de jamón en cuadritos
2 choricitos extremeños
1 pimiento dulce rojo picado
150 gramos de judías verdes cocidas
1 cebolla picada
3 dientes de ajo picados
1 cucharada de cilantro picado
2 cucharadas de consomé de pollo
1 cucharadita pasta de tomate
Caldo de pollo
Agua y sal

Preparación

Colocamos las costillas de cerdo con aceite y 2 cucharadas de mantequilla en una olla. Freímos hasta que esté bien cocinado.
Agregamos la cebolla y lo revolvemos bien. Después añadimos el pimiento dulce, el chorizo, el jamón y de nuevo lo revolvemos. Ponemos la pasta de tomate, el consomé, el arroz y las judías (con un poco del caldo).
Mezclamos bien todos los ingredientes y los dejamos cocer hasta que el arroz esté en su punto.
Servir el arroz colocando el cilantro sobre éste.
Se puede completar el plato con una ensalada.

ESPAGUETIS CON QUESO

Ingredientes

300 g de espaguetis
400 g de tomates maduros
1 cebolla
150 g de queso blando o semicurado
1 poquito de hinojo
Sal y aceite

Preparación

Con la cebolla y los tomates hacemos una salsa, añadiendo al sofrito de la cebolla, una pastilla de caldo (en vez de sal) y un poco de agua.

Mientras tanto, escaldamos el hinojo en agua hirviendo durante 2 minutos y lo escurrimos bien.

Mezclamos con la salsa de tomate, incorporando el queso en tocitos pequeños y el hinojo desmenuzado.

Cocemos los espaguetis al dente, los escurrimos y añadir el sofrito preparado.

ESPAGUETIS BOLOÑESA

Ingredientes

350 g de espaguetis
150 g de carne picada
100 g de panceta

1 cebolla
4 tomates maduros
2 dientes de ajo
1 zanahoria
Queso rallado
Aceite y sal

Preparación

Se calienta un poco de aceite en una sartén amplia y se sofríen la cebolla y los dientes de ajo pelados y picados muy finos.

Se añade la carne, la panceta en dados pequeños y la zanahoria raspada y troceada menuda, se rehogan revolviendo bien y se incorporan los tomates pelados y rallados; se sazona y se cuece despacio durante 20 minutos aproximadamente.

Mientras, se cuece la pasta en agua hirviendo con sal y unas gotas de aceite; se escurre y se pone en una fuente caliente; se vierte el contenido de la sartén en el centro y se sirve rápido.

En la mesa, en un bol aparte, se pone queso rallado para quien le guste.

PASTA PARA BEBÉS

Ingredientes

1 y 1/2 taza de caldo de pollo (natural o concentrado)
Pasta menuda
Queso parmesano
Algunas verduras (zanahoria, calabaza, brócoli, etc.)
Pollo (opcional)

Preparación

Las verduras elegidas se cortan en trozos pequeños y se cuecen juntas o por separado.
Una vez cocidas las verduras ponemos a hervir el caldo de pollo y cuando comienza la ebullición añadimos la pasta.
Lo dejamos cocer unos 8-10 minutos, dependiendo de la pasta que se haya elegido, o hasta que la pasta esté al dente.
Lo dejamos enfriar por unos minutos y añadimos las verduras escurridas y el queso parmesano.

PASTA CON SALMÓN FRESCO

Ingredientes

400 g de pasta corta (macarrones, espirales, etc.)
200 g de salmón en lonchas
100 g de mantequilla
1 diente de ajo
1 latita de guisantes

Perejil
1 limón
Aceite y sal

Preparación

Se corta en tiras el salmón en sentido contrario a la fibra de la carne.

Se funde la mantequilla en una sartén y se dora el diente de ajo pelado; en cuanto tome color, se añade el pescado y se saltea unos minutos a fuego muy suave; se sazona y revuelve con una cuchara de palo; se incorporan los guisantes escurridos, se rehogan y aromatizan con el perejil picado.

Mientras, se cuece la pasta en agua hirviendo con sal y unas gotas de aceite.

Se escurre, se pone en una fuente caliente, se vierte encima el preparado anterior, se revuelve bien y se rocía con unas gotas de limón.

Se sirve al momento.

RECETAS CON HUEVOS

HUEVOS AL NIDO

Ingredientes

500 g de carne picada
1 cebolla picada
150 g de queso rallado
6 huevos
Sal, pimienta y aceite

Preparación

Confeccionamos 6 nidos con papel de aluminio dándoles forma con ayuda del fondo de un vaso recto. Sofreímos la cebolla en el aceite, incorporamos la carne picada y removemos con una paleta de madera para que no se formen bolas.

Vertemos la carne repartiéndola en cada nido y espolvoreamos por encima con queso rallado.

Se casca un huevo en cada uno de los huecos y se sazonar con sal.

Se mete al horno precalentado a temperatura moderada durante 10 minutos. Al cabo de este tiempo los huevos ya estarán cuajados y habrán tomado la forma del recipiente.

Retirarlos con cuidado, sin desenvolverlos, y servirlos enseguida acompañados de patatas fritas o con ensalada, dependiendo del gusto de los pequeños.

HUEVOS CAMUFLADOS

Ingredientes

2 quesitos
1 trozo de puerro
1 trozo de calabacín
3 judías verdes
1 zanahoria pequeña
1 huevo
Aceite de oliva
Una pizca de sal

Preparación

Se cuecen las verduras y el huevo.
Una vez cocidas, se baten con la batidora junto a los dos quesitos.
Se ralla el huevo y se espolvorea por encima.
El aceite y la sal son opcionales (recordar que un niño necesita menos sal que un adulto).

HUEVOS CON GUISANTES

Ingredientes

4 huevos duros
¼ de guisantes
2 tomates
1 limón
Mayonesa

Sal

Preparación

Una vez cocidos lo huevos cortamos el tercio superior de ellos, retiramos las yemas y las mezclamos con el zumo del limón y 2 ó 3 cucharadas de mayonesa.
Rellenamos los huevos con esta mezcla y los colocamos en un plato redondo con los guisantes ya hervidos.
Se cubre cada huevo con medio tomate y los adornamos con un poquito de mayonesa.

NIDOS DE PATATA

Ingredientes

1 paquete de puré de patatas
50 g de queso rallado
8 cucharadas de salsa de tomate
4 huevos
1 cucharada de mantequilla
2 vasos de leche
Sal y aceite

Preparación

Ponemos en un cazo 2 vasos de agua con una cucharadita de sal.
Cuando rompa el hervor vertemos la leche, el contenido del paquete de puré y la mantequilla.
Lo removemos bien, y lo dejamos reposar unos instantes
Cuando el puré esté tibio, formamos cuatro bolas.
Hacemos un hueco en el centro de cada una y ponemos un huevo frito.
Cubrimos con la salsa de tomate y finalmente, si les gusta, espolvoreamos con el queso rallado.

TORTILLA DE ESPINACAS

Ingredientes

400 g de espinacas hervidas
6 huevos
1 cebolla
Aceite
Sal
Pimienta
Nuez moscada

Preparación

Doramos la cebolla picada en un poquito de aceite. Agregamos las espinacas bien escurridas y esperamos unos minutos.
Batimos muy bien los huevos y añadimos las espinacas.

Condimentamos (tener en cuenta que para los pequeños tiene que estar un poco más soso que para los adultos).

Lo mezclamos todo bien y lo volvemos a ponerlo en la sartén. Cocinamos tapado, a fuego lento, y por los dos lados.

TORTILLA FRANCESA CON MAICENA

Ingredientes

1 huevo (por persona)
1 cucharadita de maicena
1 cucharada de leche
Aceite para freír
Sal y pimienta

Preparación

Se disuelve la maicena en leche fría, se mezcla con el huevo batido, con la sal y con la pimienta. Se echa en una sartén con aceite muy caliente y se cuaja la tortilla. ¡Ya tenemos una cena rápida!

TORTILLA DE SALMÓN

Ingredientes

2 huevos
50 g de queso de Burgos
1 cucharada de aceite de oliva
1 cucharada de cebollino
40 g de salmón ahumado
Sal y pimienta

Preparación

Se mezcla el queso, el cebollino y el salmón cortado en tiras finas.
Se baten los huevos, se salpimientan y se cuaja la tortilla.
Antes de plegarla, se le añade la mezcla hecha anteriormente, se pliega y se acaba de cuajar la tortilla.

RECETAS CON POLLO

POLLO CREMOSO CON BRÓCOLI

Ingredientes

125 g de pollo cocido
100 g de brócoli desmenuzado

Para la salsa:
2 cucharadas de mantequilla
2 cucharadas de harina
300 ml de leche
60 g del queso preferido

Preparación

La salsa: Ponemos la mantequilla en una sartén, añadimos la harina y cocinamos durante 1 minuto (se puede añadir sal y nuez moscada).
Añadimos la leche. Cocinamos todo hasta que se produzca el hervor y removemos hasta que la salsa esté espesa. Fuera del fuego se añade el queso, removiendo hasta que se derrita.

Mientras tanto, cocemos el brócoli con un poquito de mantequilla hasta que esté blando.
Cuando esté listo, se mezcla con el pollo cocido y la salsa.
Se puede presentar de esta manera, o licuado como crema.

POLLO CON MANZANAS

Ingredientes

1 pechuga de pollo (sin hueso y cortada en pedazos)
1 manzana (cortada y pelada)
Zumo de manzana
Un poco de mantequilla

Preparación

En una sartén ponemos un poquito de mantequilla y freímos las manzanas cortadas en trocitos.
Añadimos el pollo, también cortado, y lo mezclamos. Sobre esto se vierte el zumo de manzana, y se cuece hasta que esté todo blando.
Dependiendo de la edad se puede tomar tal como lo hemos preparado, o pasado por el pasapurés.

POLLO CON PASTA

Ingredientes

200 g. de pasta (la que os guste)
1 pechuga de pollo
Un poquito de cebolla
Un poquito de aceite de oliva
Salsa de tomate

Preparación

Cocemos la pasta con agua y sal y la reservamos.

Mientras, se fríe un poquito de cebolla en trozos pequeños y el pollo desmenuzado, hasta que el pollo esté listo pero no dorado.

Añadimos la salsa de tomate y lo dejamos cocer unos 5 ó 10 minutos.

Para servirlo echamos la salsa sobre la pasta.

POLLO REBOZADO

Ingredientes

Filetes de pechugas de pollo (según el número de personas)
Pan rallado para rebozar
Huevo
Un poquito de sal
Aceite para freír

Preparación

Cogemos cada uno de los filetes de pechuga de pollo, y lo rebozamos en el pan rallado y luego en el huevo.

Lo dejamos escurrir y freímos.

Para que el niño se lo coma todo, cortar el pollo con formas divertidas, ayudándote con moldes cortagalletas.

POLLO CON VERDURAS

Ingredientes

1 pechuga de pollo cocido
1 zanahoria
1/2 calabaza
Un poco de sal

Preparación

Cocemos las verduras en poquita agua a fuego medio. Una vez cocidas las trituramos con el pollo y sazonamos con sal.
Para servir calentarlo a baño María.

FILETITOS DE POLLO

Ingredientes

6 filetes de pechuga de pollo
1 cucharada de jugo de limón
¼ de taza de harina de trigo
1 huevo
Sal
Aceite para freír
2 cucharadas de salsa de tomate

Preparación

Sazonamos los filetes de la pechuga con sal y jugo de limón.

Aparte en un bol, mezclamos la harina de trigo con el huevo y agregamos agua necesaria hasta obtener una mezcla espesa.

Rebozamos en este preparado los filetes y a freír.

Les encantarán servidos con la salsa de tomate.

RECETAS CON PESCADO

FIAMBRE DE PESCADO

Ingredientes

½ Kg de pescado (atún o merluza)
100 g de tocino de jamón
50 g de miga de pan
½ litro de leche
1 huevo
1 cebolla
1 zanahoria
1 hoja de laurel
Sal, pimienta y perejil

Preparación

Se pone en remojo la miga de pan en un tazón con la leche.

Retiramos la piel y las espinas del pescado y los picamos finamente.

Se mezcla en un cuenco la miga de pan escurrida con el pescado picado, agregamos el tocino cortado en dados, el huevo, sal, pimienta y perejil troceado, y lo revolvemos bien.

Damos forma de cilindro a todo el conjunto y lo envolvemos en un paño limpio con los extremos bien cerrados, ya sean atados o cosidos.

Lo cocemos en un caldo corto hecho con agua fría, la cebolla, zanahoria, laurel, sal y perejil. Lo dejamos hervir durante 20 minutos.

Apartamos la cazuela del fuego y dejamos enfriar el rollo en su caldo. Retiramos la servilleta y colocamos un peso encima, para que escurra bien.

Se introduce en la nevera y se deja unas horas antes de servir con la salsa o guarnición que más les guste.

LENGUADO EMPANADO

Ingredientes

6 lenguados de uno 200 g cada uno
2 huevos
100 g de pan rallado
¼ litro de aceite
Sal, limón, y unas hojas de lombarda

Preparación

Compramos los lenguados en filetes. Una vez lavados los secamos con un paño que no deje pelusa.

Limpiamos unas hojas de col roja o lombarda y las extendemos sobre una bandeja de servir.

Batimos los huevos con sal, sazonamos ligeramente los lenguados y los pasamos por el huevo y luego por el pan rallado.

Calentamos el aceite en una sartén amplia y freímos los filetes por los dos lados, hasta que queden bien doraditos.

Los escurrimos en papel absorbente y los reservarlos al calor.

Para servirlos los colocamos sobre las hojas de lombarda, esto le dará colorido al plato.

LENGUADOS A LA CREMA DE LECHE

Ingredientes

1 Kilo de lenguados
½ kilo de gambas
3 huevos
1 limón
100 g de mantequilla
2 cucharadas de harina
1/4 crema de leche

Preparación

En la pescadería pedimos los lenguados en filetes, sin tirar las espinas.

Se sazonan con sal, se colocan en una fuente bien untada de mantequilla, y se añade el zumo de limón. Se cubren con papel de aluminio y se meten al horno durante 15 minutos.

Mientras tenemos los lenguados en el horno, podemos ir preparando el caldo para la bechamel. En un cazo con agua se ponen a hervir las espinas y las cabezas durante media hora, un poco antes de retirarlo del fuego se añaden las gambas.

Con un poco de mantequilla, harina y el caldo bien colado se hace una bechamel, a la que se le añaden las yemas de los huevos y la crema de leche.

En la fuente de los lenguados colocamos las gambas peladas, lo cubrimos con la salsa y lo metemos de nuevo al horno con unas bolas de mantequilla encima hasta que se dore.

LENGUADOS GRATINADOS

Ingredientes

Una bechamel
3 lenguados en filetes
¼ kilo de mejillones
½ kilo de champiñones
100 g de mantequilla
Media cebolla
Un poco de perejil, sal y un chorrito de aceite

Preparación

Ponemos a cocer los filetes de lenguado en agua con un chorrito de aceite, la cebolla, el perejil y sal. Cuando estén cocidos los escurrimos y los reservamos. (Tener cuidado que no se deshagan, ya que, tardan muy poco en cocerse).

Los champiñones, limpios y cortados en laminas, se ponen al fuego con la mantequilla.

Los mejillones se ponen a cocer con agua y sal hasta que se abran. Se retiran las conchas y se reservan.

Colocamos en una fuente los filetes de lenguado, se adornan con los mejillones y se cubre con la salsa bechamel; se echan por encima los champiñones y se gratinan ligeramente.

LENGUADO AL HORNO

Ingredientes

3 lenguados grandes
50 g de mantequilla
400 g de champiñones
4 cucharadas de nata líquida
3 yemas
1 cucharada de harina
1 limón
1 cebolla
Sal, pimienta y una hoja de laurel.

Preparación

Pedimos al pescadero que haga los lenguados en filetes, pero que nos guarde las cabezas y las espinas.
Ya en casa, lavamos los filetes, los secamos, los untamos con mantequilla y los rociamos con zumo de limón.
Los envolvemos en papel de aluminio y los ponemos en el horno durante 7 minutos.
Mientras tanto hacemos un caldo con un 1/4 litro de agua, las cabezas y espinas del pescado, 1 hoja de laurel y la cebolla troceada.
Cocemos este caldo durante 10 minutos.

Derretimos 25 g de mantequilla en una sartén y tostamos en ella la harina. Añadir lentamente el caldo de pescado, ya colado, y cocemos durante 10 minutos sin dejar de remover para que no se formen grumos.

Sazonamos, y fuera del fuego incorporamos las yemas, la nata y los champiñones en lonchas, previamente rehogados en mantequilla. Retiramos el papel de aluminio de los lenguados, los cubrimos con la crema y los calentamos en el horno.

BUDÍN DE MERLUZA

Ingredientes

½ Kg de merluza
1 bote de tomate natural
3 huevos
3 rebanadas de pan de molde
2 cebollas
Leche y sal

Preparación

Cocemos la merluza en agua con sal y un casco de cebolla; una vez cocida, la dejamos reposar un poco en el caldo y después la desmenuzamos bien en una fuente honda, quitándole la piel y las espinas.

Dejamos las rebanadas de pan metidas en la leche para que se empapen bien.

En una sartén, ponemos un poco de aceite a calentar, echamos las cebollas muy picadas y el tomate, mezclándole bien con la cebolla. Lo dejamos en el fuego hasta que se consume todo el caldo del tomate y queda espeso.

Esta salsa la vertemos sobre la merluza y a continuación añadimos el pan, las yemas de los huevos y por último las claras batidas a punto de nieve.

Todo bien mezclado se vierte en un molde enmantecado y enharinado (para que no se pegue) y se mete al horno de 30 a 45 minutos.

Cuando está frío se desmolda y se deja en el frigorífico, bien cubierto, hasta el momento de servirlo.

Este plato se puede tomar frío acompañado con salsa de tomate, mayonesa o huevo duro.

FILETES DE MERLUZA AL HORNO

Ingredientes

Filetes de merluza (1 por persona)
Sal, pimienta
Un poco de harina
Aceite de oliva
1 limón

Preparación

Ponemos los filetes de merluza en la bandeja del horno, los sazonamos y exprimimos un limón por encima. Espolvoreamos un poco de harina y echamos un chorro de aceite. Lo metemos al horno precalentado, durante unos minutos y ya está listo.

PALITOS DE PESCADO

Ingredientes

1 estuche de palitos de pescado
3 zanahorias
1 lechuga
1 limón
Aceite
Sal

Preparación

Freímos los palitos de pescado en aceite, tal y como indica el estuche, los escurrimos y los reservamos.
Lavamos la lechuga, la picamos muy fina y la aliñamos con aceite y un poco de zumo de limón.
Cocemos las zanahorias y las cortamos en rodajas.
Se sirven los palitos de pescado sobre una capa de lechuga y decorados con discos de zanahoria.

PUDÍN DE PESCADO

Ingredientes para el pudín

4 cucharadas de maicena
15 g de mantequilla
1 kilo de pescado (lenguado, pescadilla, merluza, etc.)
1 taza de salsa de tomate
2 cucharaditas de pan rallado
2 huevos
sal y pimienta

Ingredientes para la salsa

4 cucharadas rasas de maicena
25 g de mantequilla
½ litro de leche
sal

Preparación del pudín

Se pone a cocer el pescado, una vez limpio, en abundante agua con sal. Cuando esté cocido lo escurrimos reservando el caldo y desmenuzando bien el pescado.

El pescado desmenuzado se mezcla con los huevos el pan rallado y una bechamel echa con la mantequilla, la maicena, medio litro de caldo, que habíamos reservado, la sal, la pimienta y la taza de salsa de tomate.

Lo ponemos en un molde y lo metemos en el horno al baño Maria, durante media hora.

Lo desmoldamos, lo cubrimos con parte de la salsa que se habrá preparado aparte y lo metemos unos minutos al horno para que se gratine.

El resto de la salsa se sirve en una salsera.

Forma de hacer la salsa:

En un cazo se derrite al fuego la mantequilla, se retira y se añade la maicena, la sal y la pimienta, removiendo hasta formar una crema sin grumos. Se añade poco a poco la leche y se pone a cocer a fuego lento durante unos minutos.

RECETAS CON CARNE

BISTEC A LA PLANCHA

Ingredientes

4 bistec de ternera
1 limón
Una pizca de perejil o romero
2 cucharadas de aceite de oliva
Sal

Preparación

En un bol, mezclamos el zumo de medio limón con 2 cucharadas de aceite de oliva y la hierba aromática elegida bien picada.

Extendemos los bistecs en una fuente plana, los cubrimos con el aliño anterior y lo dejamos reposar unos 10 minutos para que tomen sabor.

Calentamos bien una parrilla y la salpicamos con unas gotas de aceite.

Disponemos los bistecs entre dos hojas de papel absorbente de cocina y presionamos para eliminar el exceso de aceite. Uno a uno los vamos colocando sobre la parrilla.

Los dejamos hacer durante 2 minutos por cada lado, evitando pincharlos al darlos la vuelta.

Se sazonan con sal al final de la cocción.

BOLITAS SORPRESA

Ingredientes

1 paquete de puré de patatas
300 g de carne picada
2 cebollas
1 huevo
Perejil
Sal.

Preparación

Preparamos un puré espeso con 1/2 litro de agua. Añadimos la carne, el huevo y las cebollas picadas finamente.
Con esta mezcla vamos formando bolas. Las pasamos por harina y las freímos en abundante aceite, cuando las vayamos sacando de la sartén las ponemos sobre papel absorbente, para que se elimine el exceso de aceite.
Se sirven acompañadas de salsa de tomate o patatas fritas.

CORDERO CON VERDURAS

Ingredientes

800 g de cordero de pecho y paleta
Una cucharada de manteca
½ cebolla
1 diente de ajo.
Dos cucharadas de puré de tomate

Perejil, laurel y tomillo
250 g de cebollitas, guisantes, habas, zanahorias, judías verdes
1/2 Kg de patatas.

Preparación

Quitamos la grasa del cordero, se sazona y lo cortamos en dados gruesos.
En una cazuela ponemos la manteca y salteamos el cordero.
Retiramos el cordero y lo mantenemos caliente.
Ponemos en la cazuela el diente de ajo, lo dejamos dorar y añadimos la cebolla bien picada. Cuando empiece a dorarse añadimos el cordero.
Cubrimos con agua hasta media altura, añadimos el puré de tomate, el perejil, el laurel y el tomillo.
A media cocción añadimos el resto de las verduras cortadas en jardinera o torneadas y hervimos hasta completar la cocción.

CHULETAS DE CORDERO EMPANADAS

Ingredientes

1 Kg de chuletas de cordero (de palo)
2 huevos
Sal, aceite, pan rallado, ajo, perejil y harina

Preparación

Se aplastan bien las chuletas golpeándolas para que queden finas y se frían bien por el interior.

En un plato se baten los huevos, a los que habremos añadido una pizca de sal y unas gotas de aceite.

En otro plato preparamos el pan rallado mezclado con el ajo y perejil.

Sazonamos la carne con sal y la pasamos primero por harina, luego por el huevo batido y por último por el pan rallado, procurando que queden bien cubiertas, y dejándolas reposar en la nevera durante 1 hora.

Por último, ponemos el aceite en la sartén y cuando esté caliente comenzamos a freír las chuletas poniendo el fuego al mínimo para evitar que se quemen por fuera y no se fría el interior.

Cuando se vayan sacando se ponen sobre papel absorbente para eliminar el exceso de aceite.

(Otra variedad de este plato se puede conseguir cambiando el ajo y perejil por queso rallado).

CHULETAS VILLARROI

Ingredientes

Chuletas de cordero
Sal y aceite
Bechamel
2 cucharadas de tomate frito

Preparación

Una vez quitado el hueso de las chuletas les añadimos sal y las freímos ligeramente en aceite bien caliente.

Hacemos una bechamel ligera, a la que se le añaden 2 cucharadas de tomate frito. Pasamos una a una las chuletas por la bechamel, luego por huevo y por último por pan rallado, y se fríen de nuevo en aceite bien caliente.

Se acompañan de guisantes rehogados en mantequilla.

CHULETAS DE TERNERA A LA PARRILLA

Ingredientes

4 chuletas de ternera
Un diente de ajo
6 nueces
3 anchoas
5 cucharadas de aceite de oliva
Vinagre y sal

Preparación

Aderezamos las chuletas con sal y unas gotas aceite, y las dejamos macerar durante unos minutos.

A continuación, calentamos una parrilla y colocamos las chuletas, cuando consideremos que ya están hechas por ese lado las damos la vuelta.

En una fuente vamos colocando las chuletas.

Mientras tanto en un mortero ponemos el ajo, las nueces y las anchoas; una vez bien machacado, añadimos unas gotas de vinagre y poco a poco el aceite como si fuera una mayonesa.

Echar esta pasta sobre las chuletas.

FIAMBRE DE TERNERA

Ingredientes

1 Kg de carne picada de añojo
2 huevos,
1 cebolla rallada o muy picada
1 cucharadas de alguna hierba seca (orégano, salvia o tomillo)
3 cucharadas de perejil o albahaca fresca
2,5 dl de tomate frito
2 o 3 huevos duros (opcional)
Pimienta y sal.

Preparación

Precalentar el horno a 180ºC. y engrasar la placa del horno con un poco de aceite de oliva o mantequilla.
En un bol, mezclamos la carne picada con los huevos batidos, la cebolla, las hierbas, sal y pimienta. Mezclamos bien los ingredientes con las manos.
Ponemos esta mezcla sobre la placa del horno formando un rollo alargado. Si se prefiere, extender parte de la carne, poner los huevos pelados en el centro y cubrir con la otra mitad de la carne, procurando darle forma de rollo.
Recubrir con tomate frito y mantener en el horno entre 1 h. y 1¼ h.
Sacarlo y dejarlo reposar 15 minutos para que se entibie un poco y no se rompa al cortarlo en lonchas.

Se sirve acompañado de una ensalada verde al gusto. (Lechuga, escarola, endibias, col cortada en juliana, etc.)

FILETES DE HÍGADO CON ESPINACAS

Ingredientes

4 filetes de hígado de ternera
1 huevo
1 cucharada de mantequilla
1 estuche de espinacas
Pan rallado
Aceite
Sal

Preparación

Sazonamos los filetes con sal, los pasamos por huevo y pan rallado. Se fríen en aceite caliente.
En otro recipiente vamos cociendo las espinacas en agua con sal. Una vez cocidas las escurrimos bien.
Se fríen ligeramente en mantequilla y se sirven con los filetes de hígado.

LOMO CON MANZANAS

Ingredientes

8 filetes finos de lomo
2 manzanas

50 g de mantequilla
3 cucharadas de nata
Sal

Preparación

Quitamos la grasa de los filetes y los sazonamos ligeramente con sal.
Los doramos en la mantequilla y los vamos retirando.
En la misma grasa, freímos las manzanas cortadas como si fueran patatas fritas.
Cuando estén doradas añadimos la nata y el lomo.
Se deja cocer todo junto unos minutos más.

TERNERA CON PIÑONES

Ingredientes

700 g de ternera en filetes
50 g de piñones
1 tomate
Aceite y manteca de cerdo
Ajo, perejil, sal y pimienta

Preparación

En una cazuela ponemos un poco de aceite junto con la manteca de cerdo a partes iguales, y se doran los filetes por los dos lados.
Una vez dorados se añade el ajo y perejil majado, al que se le agrega un poquito de agua.

A continuación, echamos el tomate partido en cuatro trozos, la sal, la pimienta y dos vasos de agua.
Dejamos cocer hasta que la carne esté blanda. Un poco antes de terminar la cocción, se añaden la mitad de los piñones enteros y la otra mitad machacados en un mortero.

POSTRES Y RECETAS CON FRUTAS

ANILLO DE CHOCOLATE AL YOGUR

Ingredientes

200 g de harina
100 g de cacao dulce, o chocolate en polvo
1 yogur natural
150 g de azúcar (sin refinar, morena)
1/2 cucharadita de polvo de hornear
4 huevos
1 cucharadita de esencia de vainilla
Mantequilla y harina en cantidad necesaria para el molde
Azúcar glasé, de pastelería o repostería, en polvo

Preparación

Batimos los huevos con el azúcar hasta formar una crema, y agregamos el yogur y la vainilla.
Tamizamos aparte la harina, el polvo de hornear y el cacao. Lo agregamos a cucharadas a la preparación anterior, siempre batiendo (evitando la formación de grumos).
Forramos el fondo de un molde en forma de anillo con papel de horno, enmantecamos y enharinamos las paredes del mismo.
Se hornear a 190° durante 1 hora aproximadamente.
Lo sacamos del horno, se deja reposar unos 15' y desmoldamos.

Ser espolvorea con azúcar o con chocolate amargo fundido u otro baño para tortas, según los gustos.

ARROZ CON MANZANAS

Ingredientes

½ vaso de leche
2 medidas del mismo vaso de arroz cocido
1 manzana cortada en cubitos
2 cucharadas de azúcar morena
Una pizca de canela
1 cucharadita de miel
Su fruta preferida

Preparación

Calentamos la leche en una cacerola sin dejar que empiece a hervir. Agregamos los otros ingredientes y revolvemos todo para que quede bien mezclado. Se adorna con la fruta preferida.

ARROZ CON LECHE

Ingredientes

4 vasos de leche
2 medias del mismo vaso de arroz
2 huevos
1 ½ medida de azúcar

1 medida de pasas sin semilla
4 ramas de canela
Agua

Preparación

Lavamos el arroz y lo cocemos en agua hasta ablandarlo.
Ponemos al fuego la leche, el azúcar y la canela.
Lo retiramos del fuego cuando la leche haya cogido el sabor de la canela.
Batimos la leche con una batidora eléctrica y añadimos los huevos. Mezclamos con el arroz y lo ponemos al fuego, añadiendo las pasas y revolviendo constantemente hasta que esté bien cocido. Se sirve frío o caliente, adornado con canela en polvo.

ARROZ CON LECHE DE CHOCOLATE

Ingredientes

2 vasos agua
200 gramos arroz
60 gramos azúcar
½ litro leche condensada
80 gramos de chocolate dulce de tableta
Chocolate dulce en polvo para decorar
Cerezas para decorar
Crema chantilly para decorar

Preparación

Ponemos a fuego lento el arroz con el agua y el azúcar durante 20 minutos, removiendo con una cuchara de madera hasta que esté cocido, durante la cocción añadimos una pizca de sal.

Cuando el arroz ya esté suave, lo separamos del fuego, agregamos la leche condensada y el chocolate en pedacitos, se revuelve y se dejar reposar durante 5 minutos.

Si lo desea, puede añadir una astilla de canela o cáscara de limón.

Para decorar se puede colocar chocolate en polvo sobre la porción servida.

También es adecuado poner una cereza abierta y 2 hojitas de menta.

Se sirve en copa de champagne abierta o en copa de postre.

BOLITAS DE CHOCOLATE

Ingredientes

5 cucharadas de leche condensada
100 g de chocolate sin leche
10 bizcochos alargados
1 cucharadita de almíbar
Fideos de chocolate para rebozar

Preparación

Rallamos el chocolate y lo mezclamos con el almíbar, los bizcochos triturados y la leche condensada.

Lo trabajamos hasta obtener una pasta homogénea y la dejamos en el refrigerador hasta que se endurezca (15 minutos aproximadamente).

Pasado este tiempo formamos las bolitas, las rebozamos con los fideos de chocolate o con chocolate rallado, y las colocamos en cestitos de papel rizado.

Se dejan en el refrigerador hasta el momento de servirlas.

BATIDO DE PLÁTANO CON YOGUR

Ingredientes

1 yogur natural
1 plátano maduro
Unas gotitas de limón

Preparación

Pelamos el plátano, quitándole los hilos y la parte central si es muy oscura.

Lo triturarlo con el yogur y añadimos unas gotitas de limón para que no pierda color al oxidarse.

BUÑUELOS DE BANANA

Ingredientes

200 g de harina
50 g azúcar
2 cucharaditas de polvo de hornear

2 huevos
3 bananas en rodajitas
1 cucharadita de extracto de vainilla
Leche en cantidad necesaria
Aceite para freír
Azúcar en cantidad necesaria

Preparación

Colocamos en un recipiente, la harina, el azúcar y el polvo de hornear.
Agregamos los huevos en el centro, junto con la vainilla.
Revolvemos con cuchara de madera, agregando poco a poco la leche hasta formar una masa no muy blanda (tipo crema).
Por ultimo, agregamos las bananas revolviendo bien.
Calentamos el aceite en una sartén y volcamos a cucharadas la masa, dejando que se doren por ambos lados. Cuando lo vayamos sacando de la sartén lo ponemos a escurrirlos sobre papel absorbente.
Cuando están fríos, se esparce el azúcar por encima.

COMBINADO DE FRUTAS

Ingredientes

1 manzana
1 ciruela
1 pera
El zumo de una naranja
1 cucharadita de miel

Preparación

Lavamos bien la fruta y la pelamos intentando no llevarse demasiada piel, puesto que es donde más vitaminas hay.
Partimos la fruta en dos y la hervimos en poca agua, durante 15 minutos.
Una vez cocidas, la pasamos por el pasapurés o batidora.
Añadimos el zumo de la naranja (recién exprimida) y se acaba de triturar.
Servírselo en su platito con una cucharita de miel.

CREMA IDEAL

Ingredientes

5 cucharadas de azúcar
1 bote de leche evaporada
3 huevos
1 limón
Vainilla.

Preparación

Enfriamos la leche en el refrigerador. Una vez esté fría, la montamos con la batidora hasta conseguir tres veces su volumen.
Mezclamos con el azúcar, las yemas de los huevos, la ralladura del limón y una punta de cucharadita de vainilla.
Lo repartimos en cuatro copas de cristal y los dejamos en el refrigerador hasta el momento de servirla.

DELICIAS DE PLÁTANOS

Ingredientes

6 plátanos maduros
12 cucharadas de azúcar
1/2 cucharada de canela molida
100 g mantequilla en trocitos
1 lata de leche condensada
Horno precalentado a 200° C.

Preparación

Lavamos los plátanos quitándoles las dos orillas y haciéndoles un corte a lo largo, sin llegar al fondo.
Los colocamos en una bandeja refractaria engrasada con mantequilla. Cubrimos cada plátano con 2 cucharadas de azúcar, y espolvoreamos con canela, distribuyendo los trocitos de mantequilla encima de los plátanos. Mientras tanto, precalentamos el horno a 200° C. Horneamos durante 30 minutos. Transcurrido este tiempo sacamos la fuente del horno y los bañamos con la leche condensada
Este postre se sirve al momento.
NOTA: Si se desea que queden de un color más dorado, sustituir el azúcar blanca por azúcar morena.

FLAN DE COCO

Ingredientes

100 g de coco rallado
1 bote pequeño de leche condensada
3 huevos
1 vaso de agua caliente
3 cucharadas de azúcar para caramelizar el molde
Unas gotas de limón

Preparación

Separamos las claras de las yemas.
Batimos las claras a punto de nieve.
Mezclamos las yemas con la leche condensada, el coco rallado y el vaso de agua caliente.
Incorporamos esta mezcla a las claras montadas poco a poco, hasta que todo quede bien ligado.
Ponemos el azúcar en un cazo pequeño con un poco de agua y unas gotas de limón. Hervimos hasta que esté a punto de caramelo.
Cubrimos el fondo de la flanera con el caramelo.
Vertemos la mezcla y cocemos en el horno, al baño María, durante unos 30 minutos, o hasta que el flan esté cuajado.

FLAN DE PLÁTANO

Ingredientes

6 plátanos maduros
8 huevos
1 litro de leche
100 g de azúcar para el flan

100 g de azúcar para el caramelo
1 taza de nueces picadas

Preparación

Derretimos el azúcar para el caramelo y cubrir con ello un molde.
Batimos todos los demás ingredientes, excepto las nueces.
Añadimos las nueces a la mezcla anterior y lo vertemos sobre el caramelo. Se cuece en olla a presión durante 15 minutos en un recipiente hermético apropiado para introducir en la olla. Si no se dispone de este recipiente habrá que hacerlo en uno que resista la presión de la olla , bien tapado para que no caiga sobre el flan el agua de la ebullición.
Se deja enfriar y se desmolda.

GALLETAS DE PASAS

Ingredientes

1/2 cucharadita de levadura
2 cucharadas de leche
100 g de azúcar
1 huevo
50 g de mantequilla
50 g de pasas
150 g de harina

Preparación

Calentamos el horno previamente a 175° C.

Untamos con mantequilla una bandeja para hornear galletas.

Disolvemos la levadura con la leche y la dejamos aparte.

Mezclamos en un tazón el azúcar con el huevo y la mantequilla

Agregamos la harina hasta que la mezcla espese formando una pasta densa

Dividimos la pasta, dándole la forma más original que se nos ocurra, sobre la bandeja y horneamos 5 minutos aproximadamente.

GELATINA DE YOGUR

Ingredientes

2 yogures naturales
2 medidas del yogur de jugo de manzana
1 cucharadita de miel
La ralladura de 1 limón
2 manzanas cortadas en trocitos.
4 cucharaditas de agar-agar

Preparación

Colocamos en la cacerola el jugo de manzana con la ralladura y la miel. Agregamos el agar-agar.

Hervimos el jugo removiendo para que se disuelva el agar-agar.

Cocinamos durante 5 minutos, y añadimos el yogur revolviéndolo.

Lo colocamos en un molde y refrigeramos hasta que cuaje, incorporamos las manzanas cortadas y dejamos enfriar.

HELADO DE AGUACATE

Ingredientes

1 lata grande de leche evaporada
1 aguacate maduro
1 plátano machacado
1/2 vaso de crema batida
Almendras en trocitos
Azúcar al gusto

Preparación

Colocamos la lata de leche sin abrir en una cacerola con agua de manera que la cubra totalmente, y la dejamos hervir durante 20 minutos.

La dejamos enfriar y la metemos en el refrigerador 3 horas. Mientras, quitamos la cáscara y semilla al aguacate, lo machacamos hasta que quede como un puré. Agregamos el plátano, la crema batida, las almendras y el azúcar. Aparte, batimos la leche hasta que espese y agregamos al aguacate.

Congelamos 1 hora, los sacamos y batimos nuevamente, volviendo a meterlo en el congelador.

Cuando ya esté cuajado, servirlo adornado con almendras (naturales o tostadas).

HELADO DE ALMENDRAS

Ingredientes

8 cucharadas de leche condensada
½ Kg de nata montada
100 g de almendras tostadas
3 yemas de huevo

Preparación

Mezclamos la leche condensada con las almendras picadas, las yemas y la nata.
Lo repartimos en recipientes individuales y lo dejamos en el congelador durante 4 ó 5 horas. ¡Listo!

LECHE FRITA

Ingredientes

1 litro de leche
4 huevos
100 g de azúcar moreno
Canela en polvo (según gustos)

Preparación

Mezclamos la leche y los huevos, añadiendo el azúcar y la canela. Batimos hasta que esté todo bien mezclado.
Ponemos todo en una fuente para horno hasta que cuaje el huevo.

Antes de meterlo al horno untamos el fondo de la fuente con caramelo.

Lo sacamos del horno y esperamos a que se enfríe.

NEGRITO

Ingredientes

140 g de mantequilla
150 g de azúcar
2 tabletas de chocolate sin leche de 100 g
50 g de harina
50 g de bizcochos de soletilla
50 g de almendras molidas
6 huevos

Preparación

Batimos la mantequilla con 50 g de azúcar.

Añadimos la mitad del chocolate fundido, la harina, las yemas, las almendras, los bizcochos desmenuzados y las claras montadas a punto de nieve. Mezclamos con el resto del azúcar.

Lo vertemos en un molde de bizcocho enharinado y lo dejamos a horno moderado hasta que esté cocido (unos 45 minutos).

Lo desmontamos y los cubrimos con el chocolate restante, previamente fundido al baño maría, con 3 cucharadas de agua.

PANECILLOS "IRRESISTIBLES"

Ingredientes

100 g de mantequilla
75 g de azúcar glasé
150 g de harina de repostería
50 g de maicena

Preparación

Hacemos una crema liviana con la mantequilla y el azúcar
Tamizamos juntas la harina y la maicena y agregamos a la mezcla de la crema
Estiramos la masa y le damos la forma deseada (triangulo, cuadrado, etc.)
Colocamos en una bandeja y horneamos en un horno precalentado a 105º C, durante 35 minutos.
Una vez fura del horno espolvoreamos con azúcar y se sirve.

PAPILLA VARIADA HIPERVITAMÍNICA

Ingredientes

1 manzana
1 pera
1 mandarina
1 kiwi
1 cucharada de cereales

Preparación

Lavamos bien la fruta y la pelamos quitando poca piel, aconsejable quitar las pepitas del kiwi y la pulpa de la mandarina.

Trituramos todo con una cucharada de cereales para que espese un poco (máximo una cucharada sopera).

PASTEL DE COMIDA DE ÁNGELES

Ingredientes

10 claras de huevos
1 cucharadita de crema tártara
1 vaso de azúcar de vainilla
1 vaso e harina
Un poquito de sal
1 cucharadita de extracto de vainilla

Preparación

Batimos las claras de huevo hasta que estén muy esponjosas. Agregamos la crema tártara y ponemos poco a poco el azúcar.

Tamizamos 4 veces la harina y la sal.

Juntamos la harina con las claras de huevo, y agregamos la vainilla.

Lo ponemos en un molde de pastel (no enmantequillado) de esos que son redondos con un círculo en el centro, y horneamos en un horno precalentado a 190º C durante 35 ó 40 minutos.

Transcurrido este tiempo, lo sacamos y damos la vuelta al molde sobre un recipiente hasta que caiga por su propio peso.

Cuando el pastel se enfríe, lo decoramos con suspiro de chocolate o la crema que más guste.

Azúcar de Vainilla: Para hacer azúcar de vainilla ponemos dos tazas de azúcar granulada y 3 vainas de vainilla en un recipiente. Se dejar tapado bien sellado durante dos semanas.

PASTEL DE COMPOTA DE FRUTAS

Ingredientes

Galletas María
Compota de frutas
Zumo de naranja
Canela molida (optativo)

Preparación

En un molde ponemos las galletas María mojadas con naranja y una capa de compota de frutas.

Esta operación se repite tantas veces como queramos de alto el pastel. Se deja que se absorba bien todo y ya se puede desmoldar. Encima le ponemos la canela.

Hay que intentar que la compota no sea muy líquida y no empapar mucho las galletas.

PASTEL DE PLÁTANO

Ingredientes

100 g de azúcar moreno
2 plátanos machacados
50 g de mantequilla o margarina
½ vaso de leche
1 cucharadita de vainilla
2 huevos
200 g de harina
50 g de nueces molidas
1/2 cucharadita de sal

Preparación

Calentamos el horno a 350º para tenerlo preparado.
Engrasamos un molde con la mantequilla y espolvoreamos un poco de harina
En el vaso de la batidora ponemos el azúcar, los plátanos, la mantequilla, la leche, la vainilla y los huevos. Batimos durante un minuto.
Añadimos el resto de los ingredientes y volvemos a batirlos todos.
Lo volcamos en el molde y lo metemos en el horno de 50 a 60 minutos.
Lo dejamos enfriar y lo sacamos del molde.
Se toma a temperatura ambiente.

PLÁTANO Y CEREZAS AL POMELO

Ingredientes

1 plátano
El zumo de un pomelo
1 yogur natural
Un puñadito de cerezas

Preparación

Pelamos y troceamos el plátano.
Lavamos muy bien las cerezas quitándoles el hueso.
Lo mezclamos y trituramos en la batidora, añadiendo el yogur.
Agregamos un poco de zumo de pomelo. Si el niño ya tolera los melocotones o albaricoques, añadirlos y quedará mucho más rica.

POSTRE DE SÉMOLA

Ingredientes

1/2 kg de sémola
2 cucharadas grandes de harina
3 yogures naturales
1 cucharadita de levadura
30 g de mantequilla derretida
Esencia de vainilla
2 cucharadas grandes de coco rallado
50 g de azúcar

Preparación

Tamizamos la mezcla de sémola, harina y levadura y agregamos el azúcar.

Ponemos la mezcla en un recipiente hondo, agregamos la mantequilla derretida, unas gotas de esencia de vainilla y el yogur. Revolvemos con fuerza.

Pasamos la masa a un molde y lo metemos a horno fuerte hasta que la superficie esté tostada (unos 45 minutos). Retiramos y dejamos que se enfríe.

Antes de servirlo, hay que regarlo con sirope caliente (una mezcla de 1 vaso de azúcar, 1/2 vaso de agua y el jugo de 1 limón).

REQUESÓN CON FRUTAS

Ingredientes

30 g de requesón
1 manzana
El zumo de una mandarina
Un puñado de granos de uva.

Preparación

Lavamos bien la fruta, la pelamos, quitamos las pepitas de la uva, y trituramos.

Batimos el zumo de la mandarina con el requesón desmenuzado hasta que quede cremoso.

Lo mezclamos todo, y ya está.

TARTA DOS GUSTOS

Ingredientes

Para el bizcocho
3 huevos
150 g de harina
1 sobre de levadura Royal
la ralladura de 1 limón

Para el flan
8 huevos
1/2 litro de leche
8 cucharadas grandes de azúcar
Unas gotas de vainilla

Preparación

Flan
Batimos los huevos con el azúcar y las gotas de vainilla, cuando esté bien mezclado echamos la leche.
Lo ponemos en un molde untado con caramelo líquido.

Bizcocho
Batimos las claras a punto de nieve con el azúcar; cuando hayan subido lo suficiente se echan las yemas y se mezclan bien.
Añadimos la harina y la levadura, terminando de trabajar.
Ponemos encima el flan y horneamos al baño María durante 45 minutos a 200 grados.

TARTA DE MANZANAS

Ingredientes

250 g de harina
4 cucharadas de azúcar
200 g de mantequilla en daditos
1 huevo
Una pizca de sal
750 g de manzanas

Preparación

Tamizamos la harina sobre una bandeja amplia.
Agregamos 3 cucharadas de azúcar, la manteca, el huevo y la sal.
Primero, mezclamos todo con ayuda de dos cuchillos y, luego, rápidamente, evitando en lo posible el contacto con las manos, formamos un bollo de masa lisa.
Colocamos el bollo en un bol. Lo cubrimos y lo dejamos reposar en la frigorífico aproximadamente 1 hora para que no se desintegre al amasar.
Estiramos el bollo entre dos hojas de papel de cocina lo más finito posible, dejándolo del tamaño del molde a utilizar.
Enmantecamos el molde y lo forramos con la masa haciendo un reborde fuerte en todo el contorno de la tartera.
No olvidar pinchar la base con un tenedor para que no se levante al hornear.

Quitamos el corazón a las manzanas y, sin pelar, las cortamos en rodajas finas. Cubrimos con ellas la masa y espolvorear el azúcar restante.

Horneamos a 200 grados durante 20 minutos.

OTRAS EXQUISITECES

CROQUETAS DE HUEVO Y ATÚN

Ingredientes

4 huevos duros
8 champiñones
1 latita de atún en aceite
2 vasos de leche
3 cucharadas de mantequilla
2 cucharadas de harina
1 huevo
1 taza de pan rallado
1 taza de aceite de oliva
Sal

Preparación

Limpiamos y lavamos los champiñones, los cortamos en trocitos y los freímos en un poco de aceite durante 5 minutos.

En otro cazo calentamos la mantequilla, incorporamos la harina y la rehogamos unos segundos, removiendo, hasta que tome un poco de color.

Añadimos dos vasos de leche y cocemos durante 15 minutos, sin dejar de remover, hasta conseguir una bechamel de consistencia espesa. Rectificar de sal y pimienta.

Extendemos la mitad de la bechamel en una bandeja plana, colocamos encima los huevos duros, el atún desmenuzado y los champiñones, y cubrimos con el resto de la bechamel.

Se deja enfriar durante unas horas.

Una vez frío cortamos la pasta obtenida en porciones alargadas. Le damos forma de croqueta, se pasan por huevo batido y pan rallado, y se fríen en abundante aceite de oliva caliente.

Se ponen a escurrir sobre papel de cocina absorbente y se sirven.

CROQUETAS DE JAMÓN

Ingredientes

100 g de arroz cocido
250 g de jamón picado
4 cucharadas de harina
¼ cucharadita de consomé de pollo
1 Yema
Leche
1 huevo y una clara
50 g de pan rallado
Sal y pimienta al gusto
Aceite para freír

Preparación

En un recipiente, echamos el jamón picado, el arroz, un poquito de leche, harina, la yema de huevo, el consomé de pollo y lo mezclamos bien.

Agregamos a la mezcla otro poquito de harina, pimienta negra y un poquito de sal.

Tomamos un poquito de harina en las manos, posteriormente una porción de la mezcla y hacemos algún tipo de forma, bien sea un rollo o una especie de torta.

Después, hay que pasarlas por el huevo y poner los rollitos o las pequeñas tortas sobre el pan rallado.

Ahora se fríen y, una vez tostadas, se colocan las croquetas en papel absorbente para retirar el exceso de aceite.

ENSALADA DE VEGETALES Y EMBUTIDOS

Ingredientes

200 g de jamón en lonchas de 1 centímetro
150 g de mortadela de aceitunas en rebanadas delgadas
75 g de bacón picado fino
200 g de queso tierno
1 lechuga
1 repollo morado pequeño
1 tomate rojo en gajos
1 zanahoria
1 cebolla morada
1 bote de maíz dulce
½ taza de vinagre de buena calidad (preferible de manzana)
¼ taza de aceite vegetal (mejor de oliva o maíz)
Sal y pimienta negra al gusto
Tomillo y orégano.

Preparación

Cortar la lechuga en cuadritos aproximadamente de 2.5 x 2.5 cm y colocarlos en un recipiente.
Agregar el maíz dulce
Cortar el repollo morado y agregarlo en el recipiente. Revolver bien.
Cortar el queso en cubitos
Cortar el tomate en gajos
Cortar la cebolla morada en rodajas delgadas
Picar el jamón en cuadritos
Colocar unas tres hojas de lechuga sobre el plato, encima agregar el contenido del recipiente.
Añadir la zanahoria rallada, después el jamón, la mortadela, la cebolla, el tomate y el queso.
En un recipiente aparte, agregar el vinagre, luego el aceite, tomillo, orégano, pimiento negra y mezclar bien.
Añadir sobre la ensalada, colocar una ramita de perejil en el centro y listo.

HAMBURGUESAS CON KETCHUP

Ingredientes

400 g de carne picada
1 cebolla
Ketchup
Perejil
Aceite y sal

Preparación

Se pela y pica finamente la cebolla; se pone la mitad en un cuenco y se añade la carne; se sazona y se mezcla bien; se deja reposar unos minutos.

Se divide la carne en cuatro porciones y se aplastan con la mano dándole forma de hamburguesa.

Se calienta un poco de aceite en una sartén de fondo grueso, se echa el resto de la cebolla y la carne, de una en una. Se fríen hasta que se doren por los dos lados.

Se pasan a una fuente, se unta cada hamburguesa con una cucharada de ketchup, y se sirven bien caliente.

MINUTAS SABROSAS

Ingredientes

4 huevos
4 tiras de bacón
4 rebanadas de pan frito
Una lata de paté de hígado
Medio kilo de patatas fritas
¼ de taza de salsa ketchup
Media taza de aceitunas picadas
Sal

Preparación

Freír los huevos y condimentarlos con sal.
Untar las rebanadas de pan frito con el paté de higazo y disponer encima los huevos fritos.

Colocar en una fuente y acompañar con las tiras de bacón fritas previamente en su propia grasa hasta que resulten bien crujientes.

Disponer alrededor las patatas fritas y rociar todo con salsa ketchup.

Espolvorear con las aceitunas picadas Y servir caliente.

PALITOS DE QUESO

Ingredientes

125 g de maicena
175 g de harina
1 ½ decilitros de agua
200 g de mantequilla
200 g de queso gruyere rayado
1 cucharada de aceite
1 huevo batido, Sal y pimienta

Preparación

Mezclamos la maicena y la harina formando una corona sobre la mesa. En el centro echamos la mantequilla en trozos, el agua, la sal, y la pimienta.

Amasamos formando una pasta, que se extiende con el rodillo hasta que tenga medio centímetro de espesor; se corta formando bastoncitos de tamaño aproximado de un dedo, que se ponen en una placa de hornear untada de manteca y enharinada.

Se pintan con el huevo batido en el que se ha diluido la cucharada de aceite; se espolvorea un poco de queso

rallado sobre cada bastoncito y se ponen a horno fuerte durante 15 minutos, aproximadamente.
Se sirven calientes.

PASTEL DE BACÓN Y QUESO

Ingredientes para la masa

100 gramos de maicena
125 g de harina
3 cucharadas de aceite
1 decilitro de agua
una pizca de sal

Ingredientes para el relleno

50 g de maicena
6 decilitros de leche
5 huevos
6 lonchas de bacón
¼ kilo de queso gruyere
Nuez moscada y sal.

Preparación de la masa

Mezclamos la maicena, la harina y la sal, formando una corona en la mesa, en cuyo centro se pone el aceite y el agua, y se amasa hasta que no se pegue ni a la mano ni a la mesa.
Se extiende con el rodillo y se forra un molde bajo y rizado, previamente untado en manteca, que se mete en

horno fuerte durante 15 minutos. Se saca y se reserva hasta su utilización.

Preparación del relleno:

En un cazo ponemos los huevos batidos, echamos la maicena y, poco a poco, la leche, removiendo hasta que no forme grumos. Se incorpora la sal y la nuez moscada.

Lo ponemos a fuego lento hasta formar una crema espesa.

En el molde que tenemos reservado añadimos nuez moscada y sal, el bacón cortado en trocitos, y el queso en láminas muy finas; echamos por encima la crema y lo metemos a horno fuerte durante 20 minutos, aproximadamente.

Se desmolda con cuidado y se sirve caliente.

PASTEL DE ESPINACAS

Ingredientes

1 paquete pequeño de espinacas congeladas y cortadas
3 huevos
1 vaso de nata líquida
1 taza de salsa de tomate
2 cucharadas de mantequilla
1 ramita de perejil
Sal

Preparación

Cocemos las espinacas congeladas en agua hirviendo con sal durante 5 minutos. Las escurrimos perfectamente y las trituramos con la batidora eléctrica, junto con los huevos y la nata líquida hasta obtener un puré fino.

Sazonamos el puré de espinacas y lo vertemos en un molde en forma de corona, previamente untado con mantequilla.

Cocemos en el horno, precalentado a 220°, al baño María hasta que esté cuajado, unos 25 minutos aproximadamente.

Desmoldamos el pastel sobre una fuente redonda, lo cubrimos con un poco de salsa de tomate caliente y a servir.

PATATAS RELLENAS AL HORNO

Ingredientes

8 patatas
1 cucharada de manteca
1 cucharada de harina
1/4 litro de leche
1/2 cucharadita de sal
100 g de carne picada
4 cucharadas de queso rallado

Preparación

Pelamos las patatas, hacemos un hueco en centro y las freímos en aceite caliente.

Preparamos el relleno colocando la manteca en una olla, agregamos la harina y revolvemos bien. Incorporamos la leche, sal y la carne picada con dos cucharadas de queso rallado.

Dejamos espesar y retiramos del fuego.

Rellenamos las patatas con esta mezcla.

Las colocamos en una fuente de horno y disponemos trocitos de manteca, sobre cada una y queso rallado.

Lo llevamos al horno para gratinar.

PIZZA FÁCIL

Ingredientes

100 g de harina
200 g de sémola
Sal y pimienta al gusto
1/3 de un vaso de leche
30 g de mantequilla derretida
2 cucharadas de aceite
Salsa de tomate
Rodajas de mozzarella
Orégano

Preparación

Mezclamos en un tazón la harina con la sémola, sal y pimienta a gusto.

Formamos una masa con la leche, la mantequilla derretida y el aceite (muy importante es respetar las proporciones), y la estiramos en una superficie de teflón o vidrio.

Cocinamos 10 minutos a temperatura media, se retira, se cubre con salsa de tomate, rodajas de mozzarella, sal, pimienta, orégano, y se vuelve a meter al horno hasta que el queso se derrita.

PIZZA DE MOZZARELLA

Ingredientes

7 cucharadas de leche en polvo descremada
7 cucharadas de salvado de trigo (fino o grueso)
1 cucharada de polvo de hornear
2 huevos
½ lata de salsa de tomate
250 gramos de mozzarella
Sal y pimienta

Preparación

Mezclamos los huevos sin batir con la leche, el polvo de hornear, el salvado, la sal y la pimienta.
Lo revolvemos bien haciendo un bollo que se desprenda fácilmente del recipiente utilizado.
Sobre la bandeja de horno lubricada con aceite vegetal extendemos la masa; cocinamos en horno moderado hasta que esté dorada (10' aproximadamente); damos la vuelta para que se dore del otro lado.
Colocamos la salsa, la mozzarella y gratinamos.
Servir espolvoreada con orégano.

SALCHICHAS RELLENAS DE QUESO

Ingredientes

4 Salchichas
75 g de queso tipo mozzarella o al gusto
Harina
Tomillo o albahaca seca al gusto
Pan rallado
1 huevo batido
Aceite para freír

Preparación

Tomamos una salchicha, la cortamos en sentido longitudinal, de manera que se pueda extender.
Cortamos un trozo de queso, los colocamos dentro de la salchicha, enrollamos de nuevo la misma, envolvemos en harina, luego la pasamos por huevo y por último en pan rallado (a éste se le puede agregar antes un poquito de albahaca, tomillo y sal, revolviéndolo bien).
Después de esto, se fríe en aceite bien caliente.

ÚLTIMOS CONSEJOS:

❑   Pida a sus hijos que le ayuden a escoger los alimentos para una dieta saludable, enseñándoles a elegir lo mejor.

❑   Enséñeles a revisar la etiqueta, para que así aprendan a escoger los productos que tengan menos cantidad de grasa y una correcta caducidad.

❑   Haga que obtengan energía de las frutas – pueden comer una fruta como merienda, además de tomarla como postre-, ésta es un buen sustituto del bollo diario. Ensaye partiendo la naranja en trocitos o varios cuadritos de frutas enganchadas en un palillo de dientes.

❑   Varíe sus vegetales y déle judías verdes, brócoli, zanahorias, maíz, coliflor. Seguro que encuentra alguno que le guste.

❑   Como merienda también puede valer un batido suave. Ensaye a preparar en la licuadora leche, o yogurt natural con fruta triturada, o jugo de fruta. ¡Eso es comer inteligentemente a la vez que es muy satisfactorio!

❑   Déle mucha pasta –como espaguetis, arroz, pan, u otros cereales-. Es el plato que mayor energía le puede proporcionar.

❑   Comience con un buen desayuno -no tiene que ser un desayuno aburrido-. Frutas, batidos, cereales, tostadas con mermelada, etc. Use su imaginación.

❑ Ensaye nuevos sabores con vegetales, frutas, yogurt, diferentes frutos secos, pasta de trigo, pero pruébelo antes, si a usted no le gusta, seguro que a ellos tampoco.

❑ Trabajen juntos en familia preparando la comida, ellos se sentirán importantes participando en la labor y hasta se atreverán a probar más platos si han contribuido a su elaboración. Pero por supuesto, no les deje solos en la cocina ni un segundo, todo cuanto hagan será bajo su supervisión.

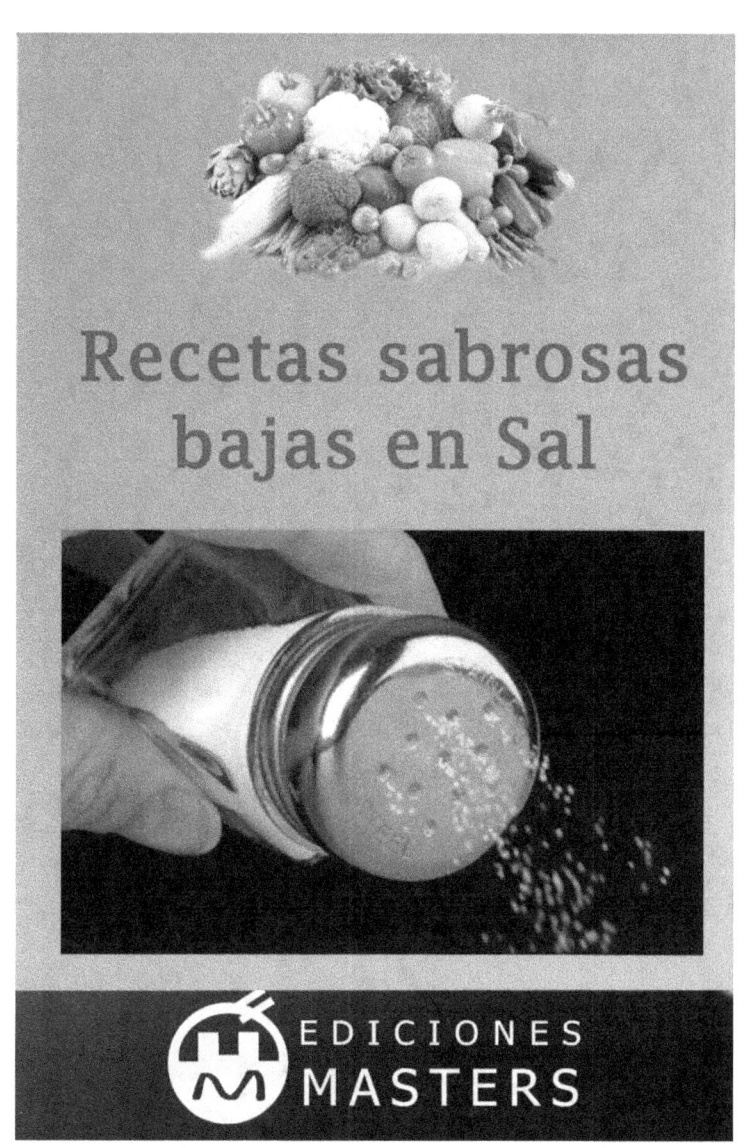

Recetas sabrosas bajas en Sal

EDICIONES MASTERS

Cocina
para fiestas
e invitados

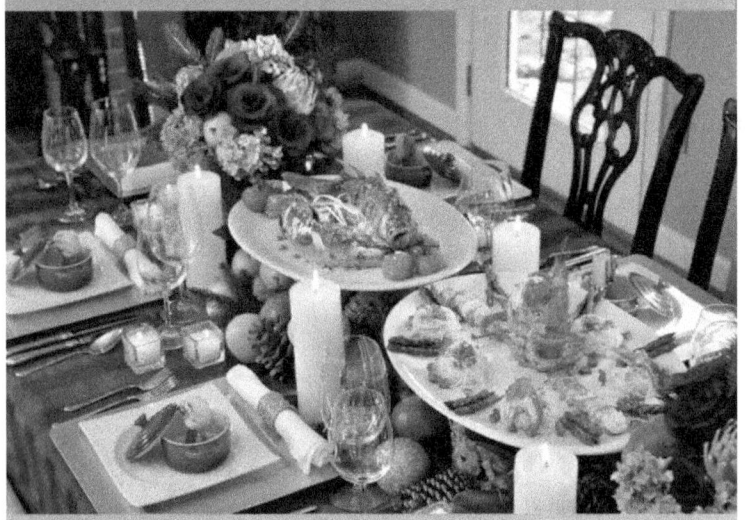

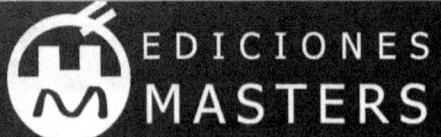

EDICIONES
MASTERS

COCINA

CON FLORES

SALUD, VIDA Y DEPORTE

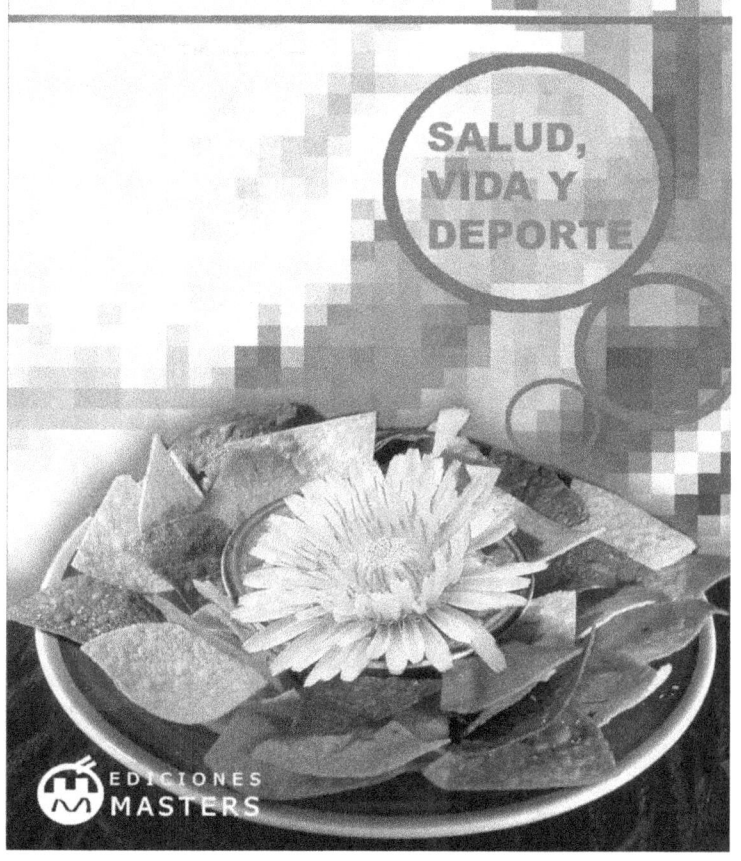

EDICIONES MASTERS

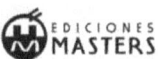
EDICIONES
MASTERS

SALUD,
VIDA Y
DEPORTE

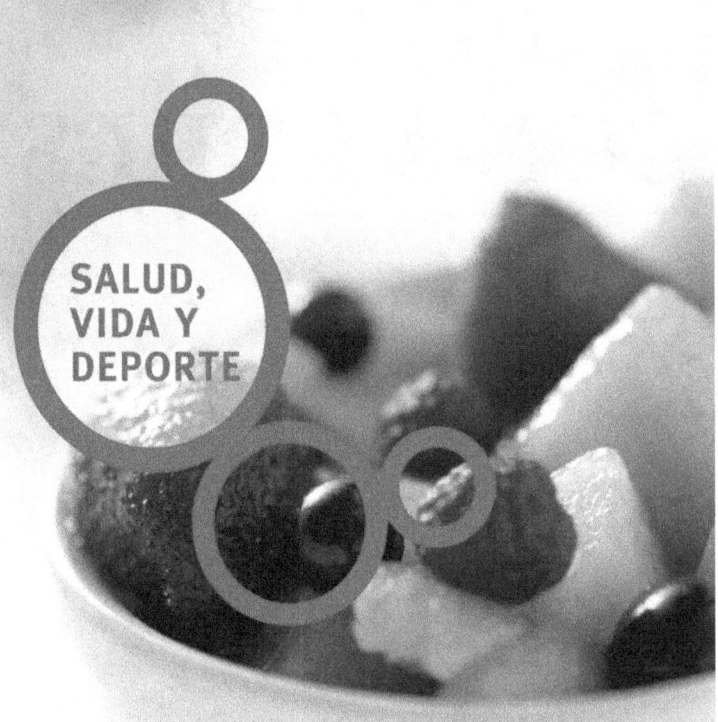

Cocina para enamorados

RECETAS Y CONSEJOS AFRODISÍACOS

ADOLFO PÉREZ AGUSTÍ

COCINA
BAJA
EN
COLESTEROL

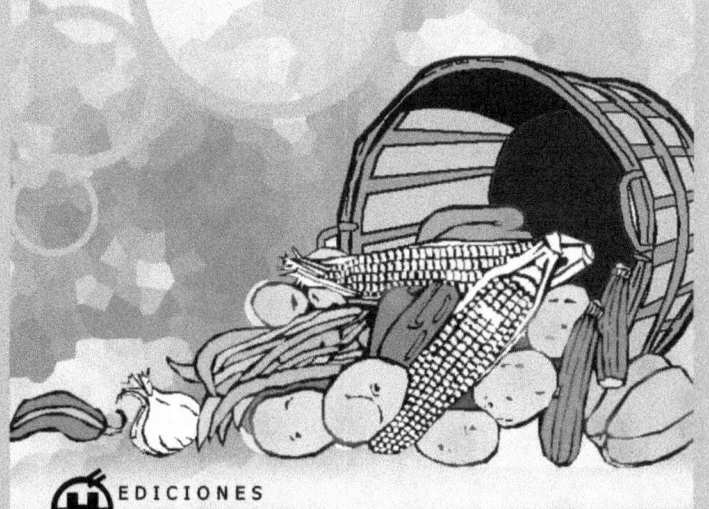

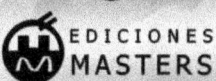

EDICIONES
MASTERS

Adolfo Pérez Agustí